科普中国·肿瘤防控科普丛书
CHINA SCIENCE COMMUNICATION

中国癌症基金会 Cancer Foundation of China
中国抗癌协会 CHINA ANTI-CANCER ASSOCIATION

丛书主编　支修益　田艳涛　付凤环　秦德继

# 全面说乳腺癌



刘　红　孙正魁　主编

中国科学技术出版社
·北　京·

**图书在版编目（CIP）数据**

全面说乳腺癌 / 刘红，孙正魁主编 . -- 北京：中国科学技术出版社，2025. 1（2025.8 重印）.（科普中国·肿瘤防控科普丛书 / 支修益等主编）. -- ISBN 978-7-5236-0836-4

Ⅰ. R737.9-49

中国国家版本馆 CIP 数据核字第 2024173SK0 号

---

**策划编辑** 宗俊琳 张 龙
**责任编辑** 王久红
**文字编辑** 张 龙
**装帧设计** 佳木水轩
**责任印制** 徐 飞

---

**出　　版** 中国科学技术出版社
**发　　行** 中国科学技术出版社有限公司
**地　　址** 北京市海淀区中关村南大街 16 号
**邮　　编** 100081
**发行电话** 010-62173865
**传　　真** 010-62179148
**网　　址** http://www.cspbooks.com.cn

---

**开　　本** 880mm × 1230mm 1/32
**字　　数** 128 千字
**印　　张** 7.75
**版　　次** 2025 年 1 月第 1 版
**印　　次** 2025 年 8 月第 2 次印刷
**印　　刷** 北京盛通印刷股份有限公司
**书　　号** ISBN 978-7-5236-0836-4/R · 3302
**定　　价** 58.00 元

---

# 科普中国 · 肿瘤防控科普丛书编委会

# 本书编委会

名誉主编 张　勇　任国胜

主　　编 刘　红　孙正魁

副 主 编 陈文艳　郝春芳　甘　露　杨　谨

编　　者 （以姓氏汉语拼音为序）

程　巧　董丹凤　葛冠群　梁璟慧

马　杰　彭　蕾　石　晶　汤小江

唐　牧　汪　云　王烈亮　王　彤

杨　娇　杨艳芳　尤金强　余腾骅

张　杰　张丽娜　赵　晶　赵瑞君

邹玉峰

## 内容提要

本书为“科普中国·肿瘤防控科普丛书”之一，是一部有关乳腺癌治疗新进展的科普读物，由乳腺外科、肿瘤内科、放疗科、影像科、病理科、中医科、心理学、康复医学等领域专家联合编写。书中所述涵盖了乳腺癌的预防、筛查、诊断、治疗、康复五大方面，可帮助读者全面了解乳腺癌。本书内容详细、阐释简明，知识性与趣味性兼备，既可为读者提供丰富的乳腺癌相关科普知识，又可作为社区或基层医务工作者的乳腺癌诊疗参考资料。

# 丛书序一

癌症是人类面临的重大公共卫生问题，是我国城乡居民的主要死亡原因。2022 年，我国有超过 482 万新发恶性肿瘤病例，约 257 万人死于恶性肿瘤。随着人口老龄化和工业化、城镇化进程的不断加快，加之慢性感染、不健康生活方式的广泛流行和环境污染、职业暴露等因素的逐渐累积，未来我国癌症防控形势依然严峻而复杂。

癌症的发生和发展是一个多因素、多阶段、复杂渐进的过程。随着现代医学的进步和科技的创新发展，恶性肿瘤已基本实现可防可治，世界卫生组织研究认为，大约 40% 的恶性肿瘤可以通过控制癌症危险因素、改变生活方式等避免。因此，广泛而有效地开展癌症科普宣传，使社会大众了解和掌握恶性肿瘤防治的核心知识，并在日常生活中主动采取有效的预防措施，比如控烟限酒、均衡饮食、进行适宜的体力活动、控制体重、接种疫苗、预防性治疗、早期筛查、控制致癌物质的暴露等，对于降低我国恶性肿瘤的发病率和死亡率具有非常重要的意义。

近年来，我国高度重视癌症防治的科普宣传工作，《“健康中国 2030”规划纲要》和《健康中国行动—癌症防治行动实施方案（2023—2030 年）》指出，要普及防癌健康科普知识，提高全民防癌抗癌意识，并制订了到 2030 年癌症防治核心知识知晓率达到 80% 以上的目标。为贯彻实施国家癌症防治行动，提升全民防癌抗癌意识，中国癌症基金会携手中国抗癌协会，启动“科普中国 · 肿瘤防控科普丛书”项目，组织全国癌症防治领域权威专家，倾力打造“科普中国 · 肿瘤防控科普丛书”。

“科普中国 · 肿瘤防控科普丛书”汇聚了国内多家医院的编写团队，凝聚了众多专家学者的心血和智慧，由中国科学技术出版社出版发行，具有很高的科学性、权威性和指导性。丛书主要集中于我国高发病率和高死亡率的癌种，聚焦肿瘤防控重点、社会关注热点、民众普及要点，以社会医疗问题和患者健康问题为导向，通过生动的案例、精美的插图和简洁的文字，向社会大众传递肿瘤防治核心知识，倡导每个人做自己健康的第一责任人，践行健康生活方式，积极防癌抗癌。

期望“科普中国·肿瘤防控科普丛书”能够成为健康中国建设的品牌科普作品，成为点亮癌症患者健康之路的明灯，照亮每一位读者的心灵，激起全民防癌抗癌的磅礴力量。

在此，感谢所有参与编写的专家及出版发行机构为丛书出版所作的努力！中国癌症基金会秉承科学、共济、仁爱、奉献的精神，致力于预防控制癌症，愿与大家一起，为建设一个没有癌症的世界而不懈奋斗！

中国癌症基金会理事长

# 丛书序二

肿瘤一直是危害人类健康的重大疾病，21 世纪以来，我国肿瘤的发病率和致死率逐渐上升。随着医学及其技术的进步，肿瘤已逐步成为“可防可治”的疾病。

当前，恶性肿瘤的发病率持续上升，普通民众的疾病知识与健康意识仍普遍不足，因此民众对肿瘤科普知识的需求越来越迫切。面对肿瘤，民众大多存有畏惧心理，主要根源在于普通大众缺乏肿瘤防治科普知识，往往抱有侥幸心理，祈祷疾病不要降临己身；又出于恐惧对医院望而却步，错过了最佳的治疗时机。

国内外相关研究显示，30% 的肿瘤能通过健康科普宣传、改变或改善不良生活方式获得有效防控。健康科普宣传对预防肿瘤发生、降低发病率和死亡率、提高病患生存质量具有重要作用。因此，肿瘤防治科普工作刻不容缓。

肿瘤防治，科普先行。科学严谨、紧跟前沿、知识准确、通俗易懂是民众对健康科普的基本要求。

作为我国肿瘤学领域历史最悠久、规模最大、水平最高、影响力最强的国家一级协会，中国抗癌协会一直以来非常重视癌症防治科普宣传，早在2018年就成立了我国肿瘤科普领域的第一支专业团队——中国抗癌协会肿瘤防治科普专业委员会。通过组建肿瘤科普专家团队、发展肿瘤科普教育基地、打造肿瘤核心科普知识库、开展多种科普主题活动、制订肿瘤科普指南、助力青年医师科普能力培训等方式，持续、系统地输出科学准确的肿瘤防治科普内容，为健康中国贡献肿瘤医学界的集体力量。

2022—2023年，中国抗癌协会组织131 000余位权威专家，集体编写完成了我国首部《中国肿瘤整合诊治指南（CACA）》（以下简称《CACA指南》），共计800余万字，覆盖53个常见瘤种（瘤种篇）和60项诊疗技术（技术篇），共计113个指南，横纵维度交叉，秉承“防筛诊治康，评扶控护生”十字方针，聚焦我国人群的流行病学特征、遗传背景、原创研究成果及诊疗防控特色，纳入中国研究，注重中国特点，兼顾医疗可及性，体现整合医学思维，是兼具中国本土特点和国际视野、适合中国人群的肿瘤指南体系。

健康科普类图书作为我国传播健康知识的有效途径之一，承担着普及健康知识、改善健康观念和保持健康行为的重要责任。此次由中国科协科普部指导、中国癌症基金会和中国抗癌协会组织编写、中国科学技术出版社出版的“科普中国·肿瘤防控科普丛书”以“肿瘤防治，赢在整合”的整合医学思想为指导，以《CACA 指南》为依据，聚焦重点、关注热点、普及要点，以“防筛诊治康”为核心理念，以“评扶控护生”诊疗新技术、治疗新进展为主线，以社会医疗问题和患者健康问题为导向，制止流言、揭穿谎言、粉碎谣言，将民众对肿瘤防治知识的渴望和基层临床医生对肿瘤诊疗新技术、新药物、新规范的需求推进落地。

丛书的各分册由相关领域学科带头人牵头，凝聚了临床一线知名专家的集体智慧和心血。丛书内容优质、特色突出、吸引力强；语言简洁明了、生动有趣；编写结构新颖、形式活泼，带给读者轻松阅读的良好体验，且不失领域内的学科深度；有根有据，理论联系实际，使读者一看就明白，并能与自身情况相联系，推进自我健康管理与常见肿瘤防治，让民众理性识瘤、辨瘤，不盲目恐慌，充分激发科普宣传的主动性和创造性，真正造福广大民众。

在此，感谢所有参与编写的专家、出版发行机构为增强民众防治肿瘤的信心所做的努力、给予肿瘤防治研究与科普宣教的支持、为国家健康事业做出的贡献！

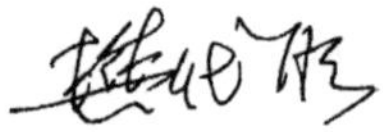

中国抗癌协会理事长

# 丛书前言

健康是促进人的全面发展的必然要求，是经济社会发展的基础条件，是民族昌盛和国家富强的重要标志，也是广大人民群众的共同追求。习近平总书记在党的二十大报告中强调指出，要“推进健康中国建设”“把保障人民健康放在优先发展的战略位置，完善人民健康促进政策”。健康既是一种权利，更是一种责任。维护自身健康是个人的首要责任，需强化自己是健康“第一责任人”观念。

为践行《“健康中国2030”规划纲要》，2022年5月31日，国家卫生健康委网站刊载了由中宣部、中央网信办、广电总局等9部委联合发布的《关于建立健全全媒体健康科普知识发布和传播机制的指导意见》(以下简称《意见》)。

《意见》的总体要求包括以保护人民生命安全、增强人民身体健康为出发点，以公众健康需求为导向，增加权威健康科普知识供给，扩大健康科普知识的传播覆盖面，为人民群众准确查询和获取健康科普知识提供便利，提升健康意识与素养。同时，提升健康信息的质量，发挥健康科普专家的作用，遏制虚假健康信息，净化健康科普知识传播环境。

根据《意见》，卫生健康行政管理部门应当加大健康科普知识供给力度，支持并鼓励医疗卫生行业与相关从业人员创作和发布更多、更优质的健康科普作品。

肿瘤科普，刻不容缓。

基于此，在中国科学技术协会科普部的指导下，中国癌症基金会与中国抗癌协会携手合作，牵头组织国内肿瘤防治领域权威专家，共同编写了“科普中国·肿瘤防控科普丛书”。

丛书聚焦我国常见的恶性肿瘤，邀请我国肿瘤防治领域学科带头人担任各分册主编和副主编，主要集中于我国高发病率和高致死率前十位的癌种，每个癌种独立成册。

丛书聚焦重点，关注热点，普及要点，以《中国肿瘤整合诊治指南（CACA）》的“防筛诊治康，评扶控护生”为主线，以社会医疗问题和患者健康问题为导向，以癌症领域的药物新研发、诊疗新技术、治疗新进展为主线，真正反映当前癌症各专业领域诊疗科普知识的“最新版”，本着

"及时制止流言、科学揭穿谎言、彻底粉碎谣言"的初衷，将民众对癌症防治知识和康复知识的渴望和基层临床医生对于癌症诊疗新技术、新药物、新规范的需求推进落地。

再次感谢各分册主编和编写人员的倾心投入和大力支持，感谢中国科学技术出版社的鼎力相助。相信此套丛书的出版将大力助推传播防癌、抗癌新知识，帮助患者树立战胜癌症的信心，普及科学合理的规范化治疗方法，希望能够对民众，尤其是肿瘤患者及其家属有所帮助，真正做到坦然说癌，科学规范治癌。

当前肿瘤防治的新知识不断涌现，限于篇幅，丛书中可能存在一些疏漏或不足之处，敬请广大专家、同行不吝给予指正。

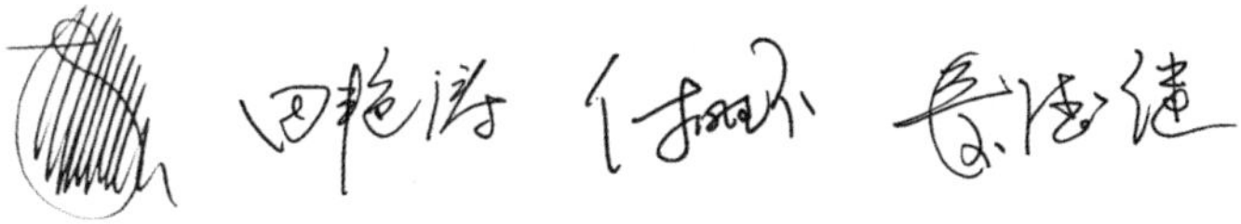

# 本书序

乳腺癌是我国女性发病率最高的恶性肿瘤，严重危害女性健康。我国乳腺癌的高发年龄为45—55岁，比欧美国家提早10年左右，这个年龄段的女性在工作和家庭中都承担着重要角色，如何预防乳腺癌，患病后怎样更好地诊疗和康复显得尤其重要。因此，普及乳腺癌防治、康复的科学知识，让广大女性对乳腺癌这种疾病有正确的认知，有利于减少乳腺癌的发生，减轻乳腺癌的危害，提高乳腺癌患者的生活质量。

《全面说乳腺癌》从乳腺癌的预防、筛查、诊断、治疗、康复等方面系统地介绍了乳腺癌防治的相关知识。编者均为对乳腺癌诊疗有丰富经验的乳腺癌专科医生，他们根据自己长期从事乳腺癌临床科研工作积累的经验，精心编写了各章内容，对乳腺癌患者普遍关注的问题逐一做出解答。

该书内容丰富、文字简明扼要、图文并茂，用简洁的语言来解释复杂的科学问题。是一本难得的关于乳腺癌的科普书籍。

作为一名从事乳腺癌工作的医生，我非常欣慰看到本书的出版，也愿意向乳腺癌患者及其家属，以及关注健康的人群推荐本书。衷心希望《全面说乳腺癌》能得到读者的喜爱，成为读者的良师益友。

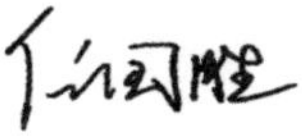

# 目 录

## 第1章 乳腺癌的预防



## 第2章 乳腺癌的筛查

## 第3章 乳腺癌的诊断



## 第4章 乳腺癌的治疗

## 第5章 乳腺癌的康复

## 第6章 复发转移乳腺癌的诊疗

# 第1章

# 乳腺癌的预防

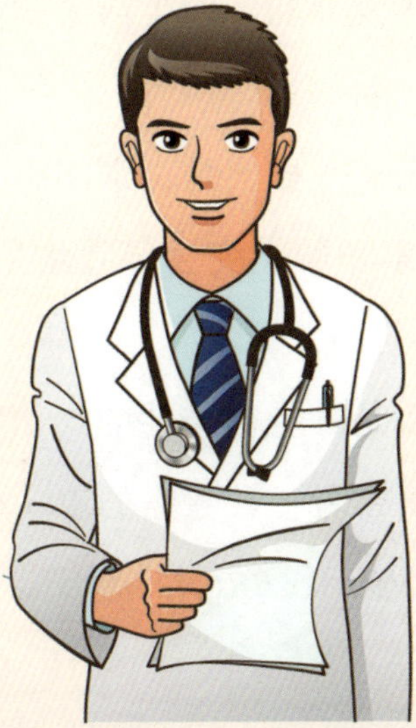

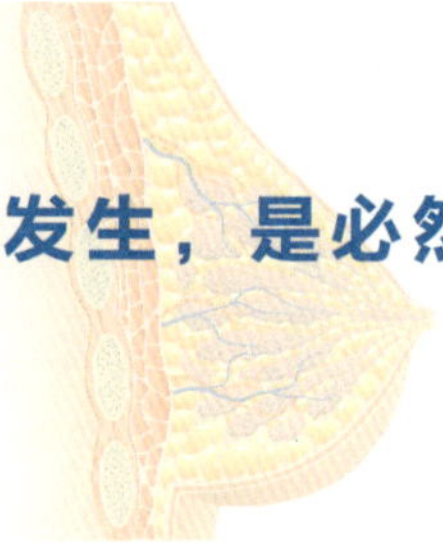

# 一、乳腺癌的发生，是必然还是偶然

乳腺癌是一个古老的疾病，公元前3000年的古埃及纸莎草画中就有关于乳腺癌的记载。现代社会，乳腺癌对女性健康的威胁愈加严重，据世界卫生组织统计，在过去的30年中，全球乳腺癌的发病率一直呈上升趋势。2022年，全球乳腺癌的新发病例是230万，是仅次于肺癌的人类最常见的恶性肿瘤。如果得不到控制，发病率还会进一步上升，预计到2050年乳腺癌的新发病例将达到470万。不断上升的乳腺癌发病率，是社会经济发展和人们生活方式变化的必然结果吗？

从本质上说，乳腺癌和其他癌症一样，是正常细胞发生一系列基因突变的结果。持续累积的突变会导致增生、异常增生，最终导致癌变的发生。

一些与乳腺癌相关的基因突变是具有遗传性的，如美国白种人，*BRCA1/2* 基因突变的携带者，乳腺癌的患病概率增加10～20倍。我国人群数据显示，*BRCA1* 基因突变携带者乳腺癌发生风险为 37.9%，*BRCA2* 基因突变携带者乳腺癌发生风险为 36.5%。

对于有乳腺癌家族史的女性，虽然现在尚不明确与哪些具体的基因相关，但是发病率通常比普通人群高 2～5 倍。

然而，在大多数情况下，乳腺癌的发生不具备遗传性，只是作为女性一生中随机事件发生的体细胞突变。女性寿命越长，发生突变的体细胞就越多，这些突变产生的细胞群就越有可能发展为乳腺癌。25 岁以下的青年女性乳腺癌非常罕见，过了这一年龄，乳腺癌的发病率逐渐上升。我国女性乳腺癌发病的年龄高峰是 55—60 岁，欧美国家女性乳腺癌发病的年龄高峰为 70 岁。随着人均寿命的提高，罹患乳腺癌的可能性就会增大。

因此，对个体而言，除了遗传的 *BRCA1/2* 等基因致病突变者外，由于正常乳腺上皮基因突变引起致癌性而引发乳腺癌是偶然性事件。

诸多环境或内在因素对“偶然发生”的乳腺细胞癌变均有影响，从而对乳腺癌的发生起到促进或保护作用。

雌激素在正常情况下刺激乳腺细胞的生长和增殖，也可成为促进乳腺癌发生和发展的帮凶。月经初潮早、绝经晚、首次足月妊娠晚、母乳喂养时间短、长期口服避孕药、更年期使用激素治疗、肥胖等，都可能导致体内雌激素水平上升，乳腺组织暴露在高雌激素水平环境的时间延长，导致乳腺癌发生的可能性增加。

生活方式可能成为乳腺癌发生的促进或保护因素。缺乏体育锻炼、高脂饮食、生活作息不规律、饮酒增加乳腺癌发病的可能性。而运动锻炼能提高机体免疫力，降低体脂率，可以显著降低乳腺癌的发病风险。低脂饮食、摄入较多的蔬菜水果和大豆制品等也是乳腺癌的保护因素，可降低乳腺癌的发病风险。

有害物质的环境暴露因素可能增加乳腺癌的发病风险，如吸烟或间接吸收二手烟可显著增加乳腺癌的发病风险。射线暴露也可增加乳腺癌的发病概率，累积剂量越多，患乳腺癌风险越大。年轻时接受过胸部放疗的女性，乳腺癌的累计发病率为6%～12%，但诊断性的X线检查不增加普通人群的乳腺癌发病风险。

在一路前行的人生道路上，与乳腺癌相遇，是一场“糟糕的偶遇”。因此，日常生活中要注意上述风险和保护因素，善加运用，尽量减少这种“偶遇”的可能性。

## 温馨提示

乳腺癌的发生，有遗传的因素，但更多情况下是乳腺细胞的基因随机突变导致的。体内雌激素增加、生活方式和环境暴露对基因突变有促进或保护作用。在日常生活中，要尽量避免致癌危险因素，尤其是养成良好的生活方式和生活习惯，以预防和减少乳腺癌的发生。

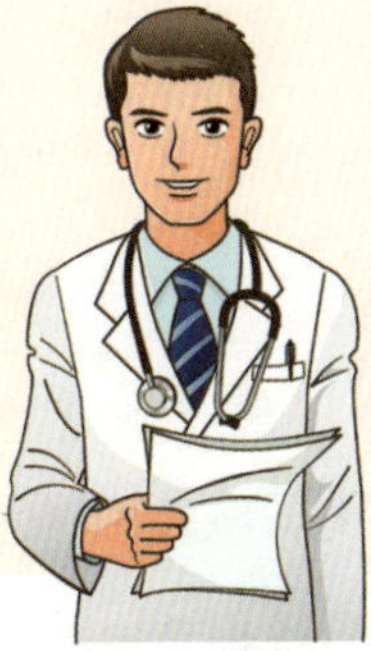

# 二、乳腺癌爱找“城市人”

从全球乳腺癌发病率分布来看，发达国家高于发展中国家。发病率最高的国家与最低国家比较，发病率相差超过 3 倍。在我国，乳腺癌的发病率是城市高于农村，据 2022 年国家癌症中心数据显示，2015 年我国城市和农村乳腺癌年龄标准化的发病率分别为 33.7/10 万和 23.6/10 万，城市比农村高 10.1/10 万。为啥乳腺癌喜欢找上发达地区、找上“城市人”，还得从乳腺癌发生的高危因素说起。

大城市高楼林立、车水马龙、熙熙攘攘，支撑这些现

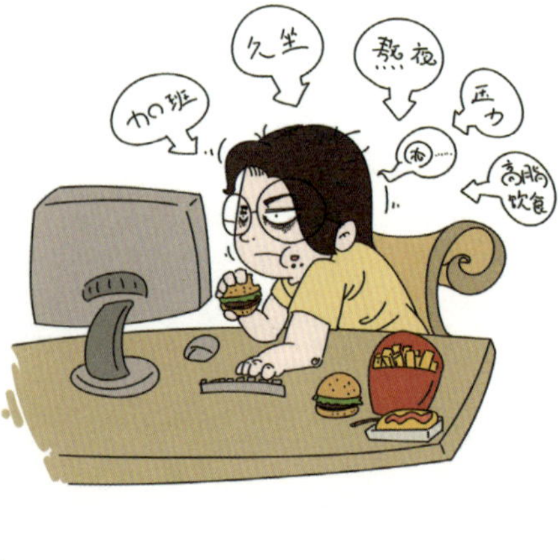


城市女性的不良生活习惯增加乳腺癌发病风险：缺乏体育锻炼、高脂饮食、久坐、熬夜、压力大等

象的是社会经济发达、教育水平高、机会多、生活便利、消费多样化等。城市生活在给人们带来舒适和便利的同时，也存在不利于健康的诸多方面，成为乳腺癌爱找上“城市人”的重要原因。

## ◎ 不健康的饮食方式

在许多城市家庭中，普遍存在动物性食物的摄入超量，谷类和蔬菜的摄入量较低的现象，增加了油炸、煎烤等烹制方式。生活的便利也让“下馆子”“点外卖”成为常态，讲究色、香、味的饭菜往往伴随过量的脂肪。脂肪组织产生的芳香化酶会将机体内的雄激素转化为雌激素，而高雌激素水平是乳腺癌发生的高危因素。

## ◎ 体力活动减少

城市女性由于工作繁忙和压力大等原因，常常是开车上班、久坐不动、节假日在家补觉，由此导致体力活动减少。体力活动减少加上食物摄入过量，导致体重增加甚至肥胖，体重指数（BMI= 体重 / 身高 $^2$）的增大会增加乳腺癌的发病风险。此外，久坐和体力活动减少还可能影响人体的免疫力，降低了人体清除癌变细胞的能力，可谓是雪上加霜。

## ◎ 晚婚晚育、不生育、不哺乳

城市女性相比农村女性婚育年龄普遍更晚，生育较少，哺乳时间短或干脆不哺乳。这些婚育模式的改变会影响女性终生内源性雌激素暴露的时长和乳腺小叶腺泡的发育，进而可能增加乳腺癌的发病风险。不育或超过 35 岁生育第一胎，以及不哺乳或哺乳时间短，均使乳腺癌发病率显著升高。

## ◎ 工作生活压力大

城市的激烈竞争引起压力大，女性一般身兼多重角色，长期处于精神紧张状态，可能导致女性的内分泌紊乱。长时间的体内激素分泌失衡增加了乳腺癌的发病风险。

## ◎ 外源性的雌激素过多

城市女性追求高品质的生活，更注重身体的“保养”。

部分保养方式可能伴随着雌激素类药物的补充、高雌激素饮食及含雌激素护肤品的滥用。外源性激素的补充可能造成体内雌激素、孕激素代谢紊乱，进而增加乳腺癌的发病风险。

由此可见，乳腺癌爱找上"城市人"，与城市女性所处的社会环境、自然环境，以及生活方式、饮食结构等方面密切相关。

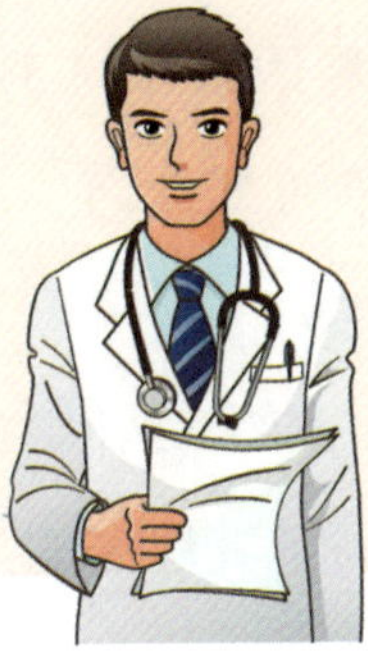

**温馨提示**

作为"城市人"，需要改变我们认为习以为常的一些"城市"生活习惯和生活方式，如放慢工作和生活的节奏、增加体育锻炼、健康饮食，以远离乳腺癌的发生。

## 三、乳腺癌是吃出来的吗

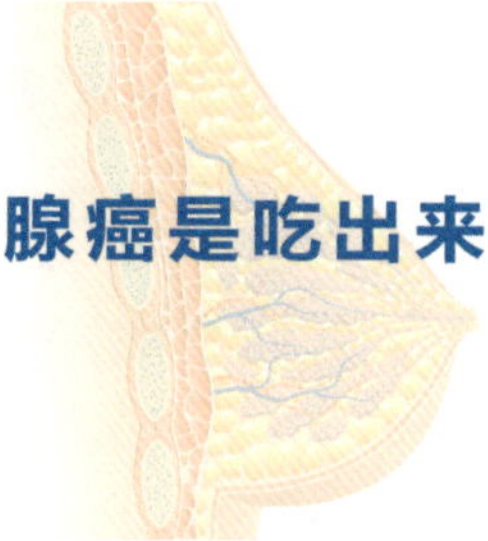

成语“病从口入”出自晋代傅玄的《口铭》，指的是疾病常常因饮食不注意而入侵。世界卫生组织国际癌症研究机构的 Meta 分析发现，整体上来看，饮食和营养相关的癌症占全球癌症负担的 20%～25%。其中 10%～15% 归因于高热量饮食和缺乏体育活动所导致的肥胖因素，约 5% 归因于酒精，约 5% 归因于特定的饮食因素（如红肉、加工肉类）。

尽管乳腺与食物消化无关，但“吃”的确对乳腺癌的发生有很大影响。有些饮食因素显著提高了乳腺癌的发病率，有的饮食则相反。要预防或减少乳腺癌的发生，就应该关心我们一日三餐的食谱。

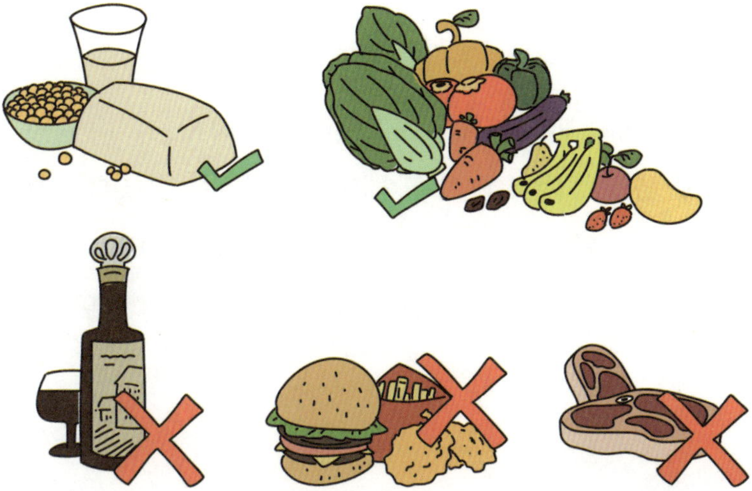

减少乳腺癌风险的食物：大豆制品、蔬菜水果；增加乳腺癌风险的饮食：酒、脂肪、红肉

## ◎ 红肉及加工肉类

红肉是指猪肉、牛肉和羊肉；加工肉则包括以腌、熏或发酵等方式而制成的热狗、香肠、火腿、腌肉、肉干、罐头肉或肉类酱汁等。食用较多的红肉或加工肉会增加乳腺癌的发病风险。红肉摄入量较多与较少人群相比，乳腺癌发病风险增加 6%；加工肉类摄入量较多与较少人群相比，乳腺癌发病风险增加 9%。

## ◎ 膳食脂肪

高饱和脂肪酸与乳腺癌发生风险增加相关，而 ω-3 不饱和脂肪酸可降低乳腺癌全因死亡率。高脂饮食可增加 4% 的乳腺癌发病风险，高饱和脂肪酸饮食可增加 22% 的乳腺癌发病风险，高胆固醇饮食可增加 29% 的乳腺癌发病风险。

## ◎ 酒精

摄入不论任何品种的含酒精饮料，均增加乳腺癌的发病风险。酒精摄入量每增加 10 克 / 天，则绝经前女性乳腺癌发病风险增加 5%，绝经后女性乳腺癌发病风险增加 9%。

## ◎ 乳制品

摄入过量的牛奶可增加绝经后女性乳腺癌的发病风险，但发酵乳制品不增加乳腺癌的发病风险。

## ◎ 大豆制品

大豆制品富含大豆异黄酮（一种类雌激素的复合物），在不同条件下可以有类雌激素或抗雌激素样作用。多项研究显示，大豆制品摄入量较多与较少人群相比，乳腺癌发病风险下降约 11%。在亚洲人群中，大豆制品则有更加明显的保护作用。

## ◎ 新鲜蔬菜水果

摄入较多的新鲜蔬菜水果可降低乳腺癌的发病风险。研究显示，蔬菜水果摄入量较多与较少人群相比，乳腺癌发病风险下降约 11%。

**温馨提示**

高脂肪、高热量饮食，酒精摄入均会增加乳腺癌的发病率。摄入新鲜蔬菜水果，适量大豆制品，则会降低乳腺癌的发病率。因此，选择健康的饮食习惯，有助于预防乳腺癌。

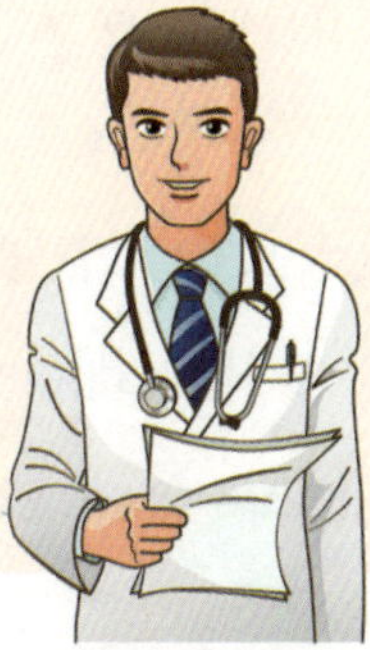

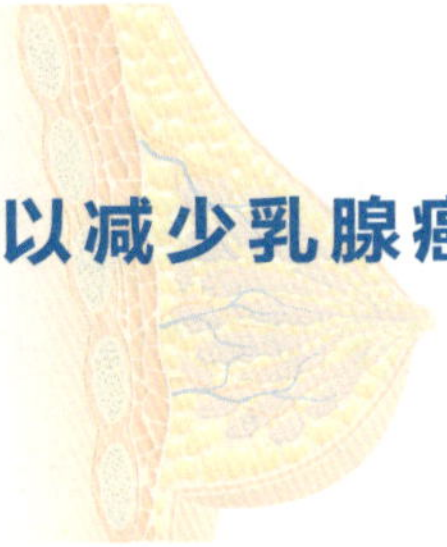

## 四、运动可以减少乳腺癌的发生

运动不仅仅可以减少肥胖，改善心肺功能，还可以预防癌症的发生。2020 年，美国国家癌症研究所对 75 万名成年人的 9 项前瞻性研究进行汇总分析发现，每天只需运动 1 小时，就可显著减少乳腺癌、子宫内膜癌、肝癌、肾癌、结肠癌等 7 种癌症的发生。其中，乳腺癌的发病率可降低 6%～10%。

体育活动可能通过减少脂肪、降低雌激素水平，增加性激素结合球蛋白等机制来降低乳腺癌风险。一项研究通过对 13 万名女性的数据分析发现，较高的运动水平可以使乳腺癌风险降低 41%。与之相反的是，久坐会使乳腺癌风险增加 20%，其中三阴型乳腺癌的风险竟然会增加 104%。

抽点时间来锻炼身体，对于绝大多数人来说并非难事，到底运动多久才合适？世界卫生组织在《身体活动和久坐行为指南》中推荐每周中等强度运动 150～300 分钟或剧烈运动 75～150 分钟。

中等强度运动包括步行、自行车、园艺劳动、慢速游泳、跳舞等。通常运动时感觉呼吸心搏加快，身体微微出汗，但又可以“与人正常交谈”。若喘得无法正常交谈，即超过了中等运动强度。

如果您的体能状况好，也可以选择剧烈运动。剧烈运动指运动时呼吸心搏显著加快，大量出汗，不能自如说话和与他人交谈，包括跑步、快速自行车、快速游泳、健美操、羽毛球、乒乓球、网球等。

从时间长度来说，上述推荐的每周 150 分钟中等强度运动或 75 分钟剧烈运动是最低要求，每周 300 分钟中等强度运动或 150 分钟剧烈运动是最佳锻炼时长。如果身体状况和时间允许，应以最佳运动时长为主。

女性朋友们可以选择一种或几种自己可以喜欢且可以坚持的项目，有规律地运动。这样不但可以保持健康、减少肥胖，还可以有效预防乳腺癌的发生，可谓是一举多得。

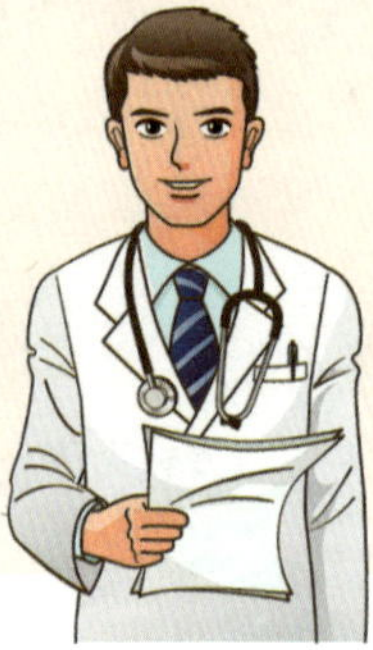

## 温馨提示

运动不仅仅可以减少肥胖，对于女性而言，还可以预防乳腺癌的发生。推荐每周中等强度运动150～300分钟或剧烈运动75～150分钟。

## 五、乳腺癌可以药物预防吗

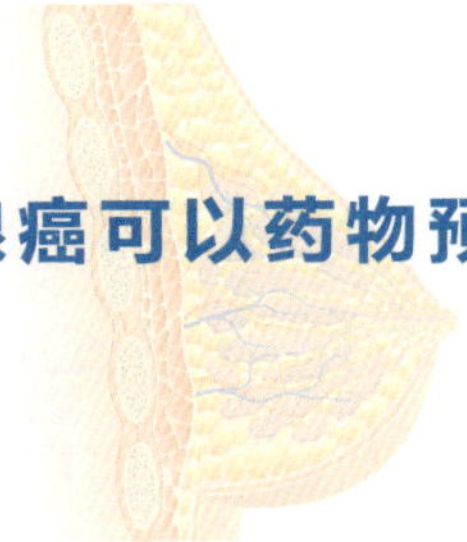

通过服用药物来预防乳腺癌可行吗？俗话说，“是药三分毒。”盲目服用药品也会增加不必要的风险，那么怎样权衡药物预防的获益与风险呢？

《NCCN 乳腺癌风险降低指南》推荐的药物预防标准是“乳腺癌高风险人群，年龄＞35 岁的女性且预期寿命＞10 年”。

如何判断自己是否为乳腺癌高风险人群？第一，看家族史，一级亲属有乳腺癌或卵巢癌病史，或者有两位以上二级亲属在 50 岁前患乳腺癌或卵巢癌病史；第二，看既往史，既往曾诊断为乳腺不典型增生、小叶原位癌或导管原位癌；第三，经专业医生使用乳腺癌风险评估工具“GAIL 模型”进行综合评估，评估结果为 5 年发生乳腺癌风险≥1.67%。

可预防乳腺癌的药物主要从减少乳腺细胞摄入雌激素入手，主要有两类：一类是选择性雌激素受体调节剂

（SERM），包括他莫昔芬和雷洛昔芬，绝经前后的女性均可服用以预防乳腺癌。这类药可以与癌细胞上的雌激素受体结合，相当于“堵住”了癌细胞的“嘴”，让它吃不了“食物”。预防用药的剂量和时间推荐为每天口服他莫昔芬20mg，持续5年。也可以考虑低剂量的用法，每天口服他莫昔芬5mg，持续3年。

另一类是芳香化酶抑制药（AI），可以减少雌激素生成，相当于减少了癌细胞的“食物”，这类药包括阿那曲唑和依西美坦，主要用于预防绝经后乳腺癌。预防用药的剂量和时间推荐为每天口服阿那曲唑1mg，持续5年，或者每天口服依西美坦25mg，持续5年。

这两类药都有一些不良反应，他莫昔芬的不良反应包括增加子宫内膜癌的风险，使用期间应定期监测子宫内膜情况；增加血栓栓塞风险，故禁用于有血栓病史者或血栓风险高者，包括有深静脉血栓、肺栓塞、血栓性卒中、短暂性脑缺血发作等病史者；另外，他莫昔芬可能具有致畸作用，妊娠或可能妊娠者禁用。

服用芳香化酶抑制药，则可能会出现关节痛、肌痛、骨量减少、骨质疏松，从而增加骨折风险。需要进行相应的骨密度检测和预防骨质疏松的管理。

## 温馨提示

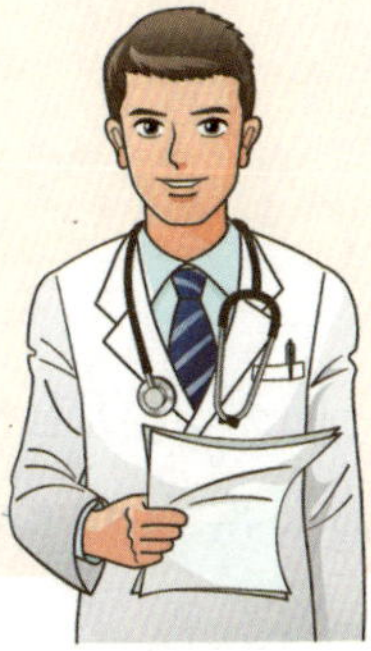

35 岁以上的患乳腺癌高风险人群，可以和医生讨论选择药物预防以降低乳腺癌的患病风险。他莫昔芬可用于绝经前或绝经后女性，阿那曲唑或依西美坦可用于绝经后女性。

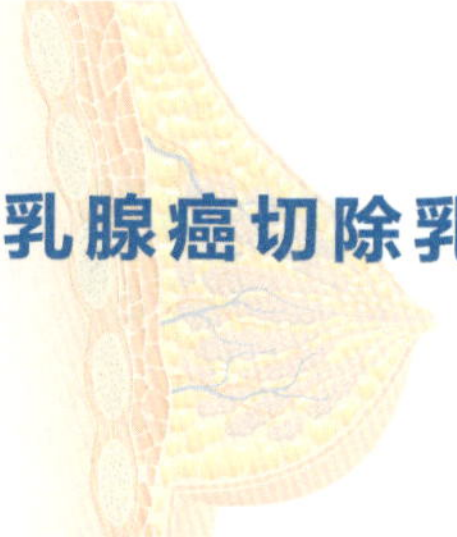

## 六、为了预防乳腺癌切除乳房值得吗

安吉丽娜·朱莉（Angelina Jolie）体内携带有遗传性 *BRCA1* 突变基因。她有 3 位亲属（包括她的母亲）患有乳腺癌或卵巢癌。2013 年，37 岁的朱莉接受了预防性双侧乳房切除术。2015 年，她又做了双侧卵巢和输卵管切除术。

事实上，1993 年美国肿瘤外科协会就建议将预防性乳房切除术作为一种减危手段，列入乳腺癌高危人群的备选方案中。《NCCN 乳腺癌风险降低指南》将预防性乳房切除列为乳腺癌高危人群降低风险的预防手段之一。

目前预防性乳房切除主要针对 *BRCA1/2* 基因突变的携带者。

欧美研究数据表明，女性 *BRCA1* 基因突变携带者 70 岁前发生乳腺癌累积风险为 57.0%～60.0%，*BCRA2* 基因突变携带者风险为 49.0%～55.0%。据我国人群数据显示，*BRCA1* 基因突变携带者乳腺癌发生风险在 79 岁前为 37.9%，*BRCA2* 基因突变携带者为 36.5%。

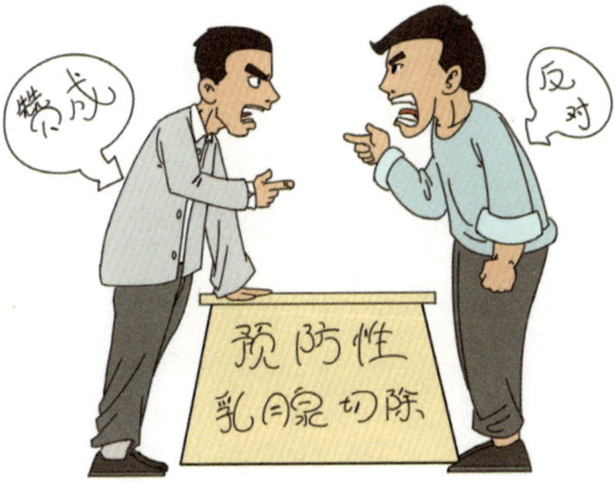


预防性乳房切除的争议

预防性双乳切除可以降低 90%～95% 的乳腺癌的风险，并显著降低死亡率，延长预期寿命，显示出生存获益。

对于单侧乳腺癌患者，综合治疗可降低对侧乳腺癌的发病风险，但其发病率仍高于一般人群。研究显示，无基因突变者、*BRCA1* 基因突变携带者和 *BRCA2* 基因突变携带者 10 年对侧乳腺癌的风险分别为 3.2%、15.5% 和 17.5%。

对于 *BRCA1/2* 基因突变携带的单侧乳腺癌患者，行预防性对侧乳房切除后，可显著降低对侧乳腺癌的发生风险，但是否有生存改善尚无证据。

通过切除乳房来预防乳腺癌，到底值不值？这就需要医生和患者共同评估乳房切除对患者的生理和心理造成的影响有多大。

预防性乳腺切除术可采取单纯乳房切除，这个手术对患者生理上的创伤较小，但是需要患者自我评估对失去乳房的接受程度。

此外，也可以采用对生活质量影响较小的保留乳头乳晕、乳房的皮肤，只将皮下的腺体切除，再加上乳房重建的手术方式。

大多数研究显示，女性对接受预防性乳房切除的决定的满意率为 80%～97%。预防性乳房切除显著缓解了高危女性的心理压力，如焦虑、抑郁等负面情绪。

当然，对于我国 *BRCA1* 或 *BRCA2* 基因突变的女性来说，是否需要实施预防性乳腺切除手术，目前尚存在一定争议。因为我国女性总体患乳腺癌的风险低于欧美女性、*BRCA1* 或 *BRCA2* 基因突变率低，且乳腺癌发生风险仅约为欧美 *BRCA1* 或 *BRCA2* 基因突变女性风险的 2/3。

因此，对于我国女性而言，携带 *BRCA1/2* 基因突变的健康者是否需要手术预防性切除双侧乳腺预防乳腺癌，或者携带 *BRCA1/2* 基因突变的单侧乳腺癌是否需要对侧预防性乳腺切除，要根据具体情况和个人意愿进行个体化选择。除手术外，药物预防、生活方式预防，以及增加乳腺癌筛查的频率与强度也是可行的。

## 温馨提示

*BRCA1/2* 基因突变携带者，乳腺癌的发病风险非常高，可以根据具体情况、个人意愿选择预防性乳房切除术，手术方式包括单纯乳房切除，或者保留乳头、乳晕及皮肤的皮下腺体切除联合乳房重建。

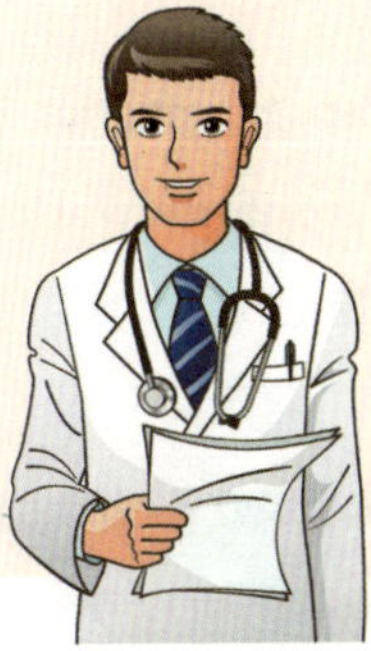

# 参考文献

[1] Sung H, Ferlay J, Siegel RL, et al. Global cancer statistics 2020: GLOBOCAN estimates of incidence and mortality worldwide for 36 cancers in 185 countries[J]. CA Cancer J Clin, 2021, 71(3):209-249.

[2] Soerjomataram I, Bray F. Planning for tomorrow: global cancer incidence and the role of prevention 2020-2070[J]. Rev Clin Oncol, 2021, 18(10):663-672.

[3] 雷少元，郑荣寿，张思维，等．乳腺癌发病率和死亡率的全球模式：一项基于人群的2000—2020年肿瘤登记数据分析研究[J]. 癌症，2022, 41(7): 324-335.

[4] 赵明，翟燕红．膳食因素与乳腺癌发病及其预防关系的研究进展[J]. 中国妇幼健康研究，2017, 28(11): 1487-1490.

[5] 张晓辉，孙强，李炎，等．中国女性乳腺癌预防专家共识[J]. 中国研究型医院，2022, 9(4): 5-13.

# 第2章

## 乳腺癌的筛查

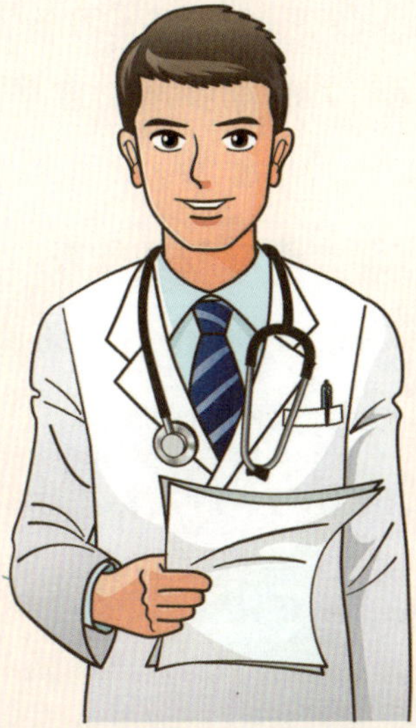

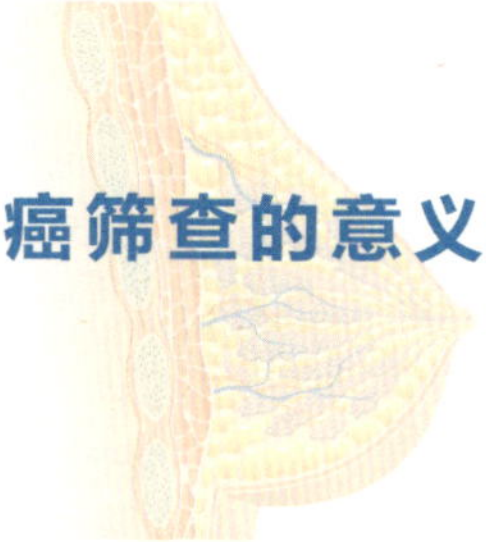

# 一、乳腺癌筛查的意义和方法

我国古典医籍《黄帝内经》提出，上医治未病、中医治欲病、下医治已病。对于乳腺癌正是如此，最理想的状态是通过避免致癌因素而预防其发生。但肿瘤发生存在随机因素，再好的预防措施，也不可能绝对保证不患乳腺癌。

“中医治欲病”之策是筛查，筛查是降低乳腺癌危害的重要措施！一般而言，乳腺癌从癌变的发生到肿瘤增大至1cm，通常需要数年时间。早期乳腺癌仅采用局部治疗手段就可能治愈，如手术治疗和放疗。筛查的目的是早发现、早治疗，因为早期没有淋巴结转移的乳腺癌临床治愈率可以超过95%。

并不是所有的癌症都可以通过筛查来减轻其危害。目前，四种癌症（包括乳腺癌、宫颈癌、肺癌和结直肠癌）的多年研究数据证实，筛查可以明显降低死亡风险。

大家现在经常听到的基因检测、PET-CT、肿瘤标志物等，都没有被证明是有效的乳腺癌筛查手段。那什么是有效手段呢？欧美多采用乳腺 X 线进行筛查，而我国国家卫生健康委推荐的筛查方法是乳腺 X 线和乳腺彩超，辅以磁共振成像。

乳腺 X 线性价比高。欧美的多项筛查项目已证明常规的 X 线钼靶摄影可以降低乳腺癌的死亡风险。相对欧美女性，我国女性乳腺癌单用 X 线筛查的效果要差一些。主要原因是亚洲女性致密型乳腺较多，可对乳腺 X 线检查产生干扰而导致假阴性率较高，所以推荐致密型乳腺女性联合彩超检查。乳腺磁共振成像对乳腺病灶的检测有较高的敏感性和特异性，但价格高、检查费时，通常只适用于高风险人群的筛查。

筛查可以显著地减轻乳腺癌造成的危害。伦敦玛丽女王大学的一项针对 52 438 名 40—69 岁女性（1977—2015 年）的乳腺癌筛查记录研究显示，参加有组织乳腺癌筛查项目

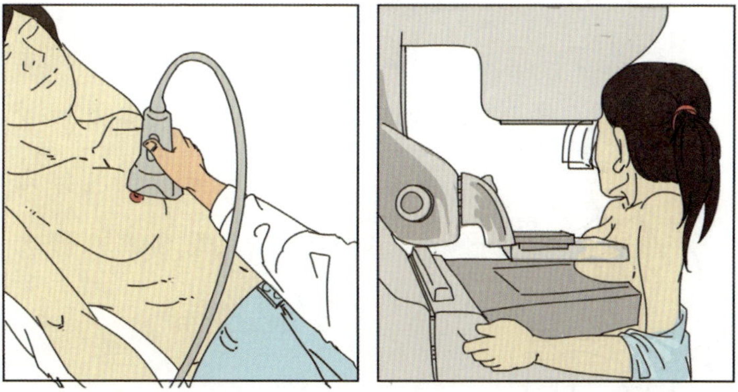

乳腺癌筛查的主要方法：超声检查、钼靶 X 线

的女性在确诊后10年内死于乳腺癌的风险降低了60%，确诊后20年内乳腺癌死亡风险降低了47%。美国预防服务工作组的Meta分析也显示，10年间对10 000名女性进行筛查，其中60—69岁的人群因乳腺癌导致死亡人数减少21人、50—59岁的女性减少8人、40—49岁的女性减少3人。

目前我国有2个国家乳腺癌筛查项目，一项是农村女性乳腺癌和宫颈癌筛查项目，该项目于2008年启动，目标是在3年内筛查120万名35—59岁的女性，筛查方法是先用超声检查，如有疑问则联合乳腺X线检查；另一项是2012年启动的城市癌症筛查项目，旨在对城市45—74岁的女性进行筛查，筛查的方法是采用乳腺X线联合超声检查。预计通过筛查以降低乳腺癌死亡率的获益将会在未来显现。

**温馨提示**

筛查可以显著地降低乳腺癌的危害，推荐用于乳腺癌筛查的主要方法是乳腺X线检查。我国女性致密型乳腺比例高，对致密型乳腺需要应用乳腺X线联合超声检查。

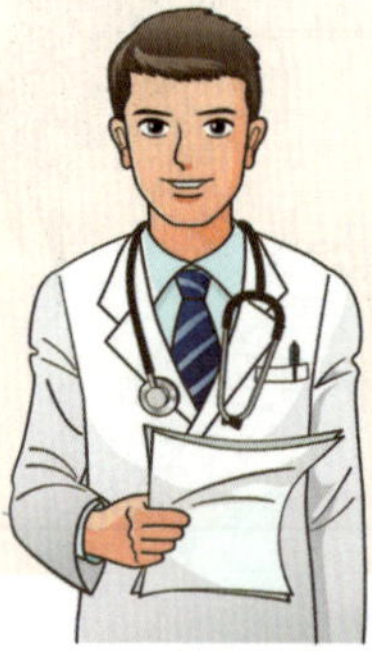

## 二、我国女性的乳腺癌筛查

我国和西方国家对于乳腺癌筛查的推荐大方向是一致的，但开始筛查的年龄和筛查使用的手段略有不同。主要原因是我国人群和欧美人群乳腺癌的高发年龄不同，且乳房致密程度不同。

美国预防服务工作组筛查指南推荐：40—49 岁的女性，可以根据个人偏好决定何时开始乳腺癌筛查；50—74 岁的女性，应该每 2 年进行 1 次乳腺 X 线检查；74 岁以上的女性是否需要筛查尚不确定。

我国国家卫生健康委乳腺癌诊治规范（2022 年版）推荐：对于一般人群，40—70 岁，每 1～2 年进行 1 次乳腺 X 线检查，如果是致密型乳腺，需联合乳腺超声检查；70 岁及以上，每 1～2 年进行 1 次乳腺 X 线检查。对于高危人群，进行筛查的年龄为 40 岁以前，筛查间期推荐每年进行 1 次乳腺 X 线检查，如果是致密型乳腺，需联合乳腺超声检查，必要时可以用乳腺磁共振检查。

高危人群是指有明显的乳腺癌遗传倾向，或者既往诊断过乳腺不典型增生、小叶原位癌，以及30岁以前接受过胸部放疗。明显的乳腺癌遗传倾向指直系亲属有乳腺癌或卵巢癌病史，直系亲属或自己为*BRCA1/2*基因突变携带者。

我国幅员辽阔，广大的农村地区往往医疗条件较差。对农村地区或医疗条件较差的城镇，国家卫生健康委的《乳腺癌筛查工作方案》指出：35—64岁女性应至少每2～3年进行1次乳腺癌筛查。筛查方法包括乳腺体检、乳腺彩超检查，如果初筛结果异常，后续按需接受乳腺X线检查、乳腺活检及组织病理检查。高危人群可适当增加筛查频率。

### 温馨提示

对于乳腺癌筛查，推荐手段主要是乳腺X线检查。我国女性致密型乳腺比例高，对致密型乳腺需联合超声检查。整体而言，对于40—70岁的女性推荐群体性筛查。对农村地区或医疗条件较差的城镇，35—64岁的女性应至少每2～3年进行1次乳腺癌筛查。

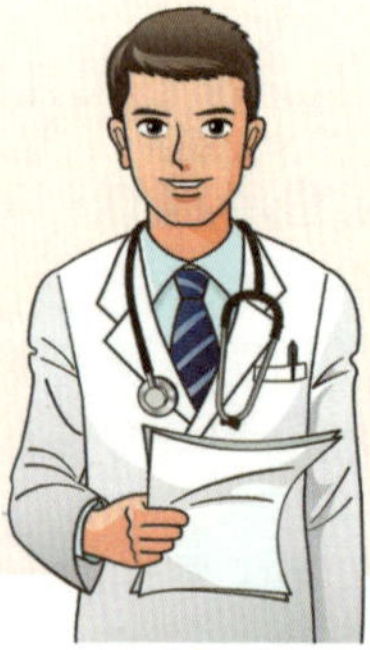

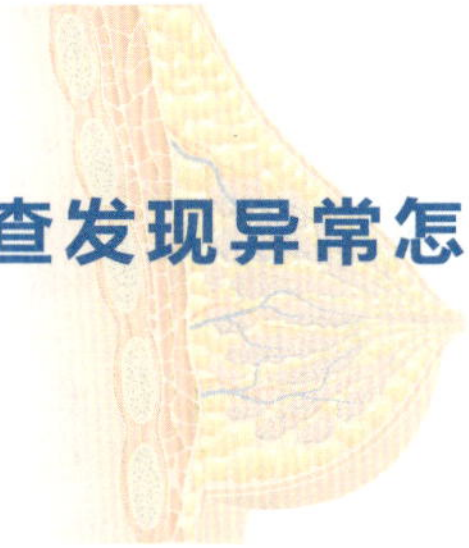

# 三、筛查发现异常怎么办

乳腺癌筛查异常主要包括乳腺 X 线和彩超检查发现的 BI-RADS 3 类及以上的病变。

BI-RADS 3 类病变需 3～6 个月后复查，如复查 1～2 次病灶无明显变化，可改为 6～12 个月复查 1 次；如复查肿块增大超过 20%，应考虑穿刺或手术活检。BI-RADS 3 类病变如果肿块直径在 2cm 以上，且有明显不适或患者很焦虑，也可以考虑穿刺或手术活检。

BI-RADS 4 类以上的病灶都需要穿刺或手术活检以明确诊断。

活检全称为活体组织检查，是诊断乳腺癌的“金标准”，指从患者体取出病变组织，进行病理学检查的技术。

## ◎ 穿刺活检

### 1 粗针穿刺活检

用空芯针对乳腺的可疑病灶进行穿刺，取出部分病变组织做检查。优点是能进行病理组织学检查，准确性较高，同时可用于免疫组化检测。缺点是有一定的创伤，可能会出现出血、血肿、局部感染等。

### 2 真空辅助旋切活检

真空辅助旋切活检一般在影像学引导下，用真空装置保持负压抽吸，旋切刀进行旋转切割获取病变组织。优点是整个穿刺过程在影像下进行，定位准确，操作便利，可收集多个连续样本。缺点是价格比较昂贵。

## ◎ 手术切除活检

发现肿块并高度怀疑为恶性肿块时，直接手术切除肿块及周围一定范围内的组织进行病理分析。优点是获得的组织充分，结果准确。缺点是如果行冰冻切片，具有一定的假阴性率。如行石蜡切片一般需要3～7天才能出结果，确诊为乳腺癌后需要再次手术。而且可能影响根治性手术时前哨淋巴结活检的检出率和准确性。对一些需要新辅助治疗的患者，手术活检将使其失去新辅助治疗的机会。

**温馨提示**

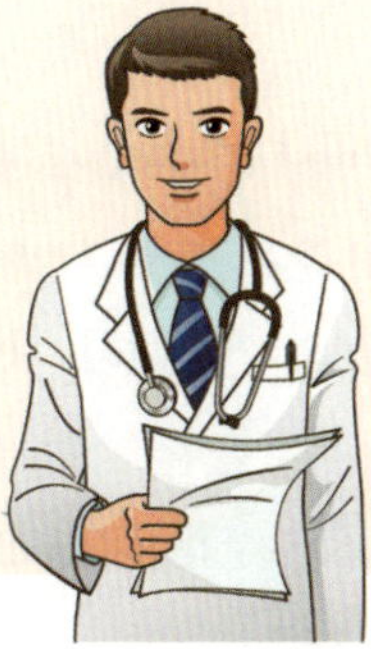

筛查发现的乳腺异常，需要根据影像学的分类和具体情况，选择进一步观察或活检明确诊断。BI-RADS 4 类以上的病灶需要进一步活检，可根据具体情况选择穿刺或手术活检。

# 参考文献

[1] Siu AL; U.S. Preventive Services Task Force. Screening for Breast Cancer: U.S. Preventive Services Task Force Recommendation Statement[J]. Ann Intern Med, 2016, 164(4):279–296.

[2] Duffy S, Vulkan D, Cuckle H, et al. Annual mammographic screening to reduce breast cancer mortality in women from age 40 years: long-term follow-up of the UK Age RCT[J]. Health Technol Assess, 2020, 24(55):1–24.

[3] 国家卫生健康委员会医政管理局 . 乳腺癌诊疗指南 (2022 年版 )[J]. 中华肿瘤杂志 , 2023, 45(10): 803–833.

# 第3章

# 乳腺癌的诊断

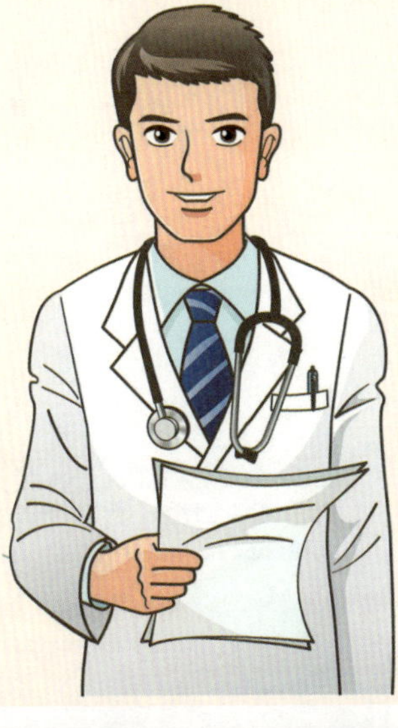

# 一、出现哪些情况提示患乳腺癌可能

约公元前3000年，古埃及的莎草纸首先记录了乳腺癌的症状，“乳房上鼓起的肿块，又硬又凉，且密实如河曼果，潜伏在皮肤下蔓延”。如今，我们“谈乳腺癌色变”，当然不希望乳腺癌发展到古人描述的程度才发现。那么早期乳腺癌到底有怎样的临床表现，出现哪些情况要警惕乳腺癌的可能性呢？

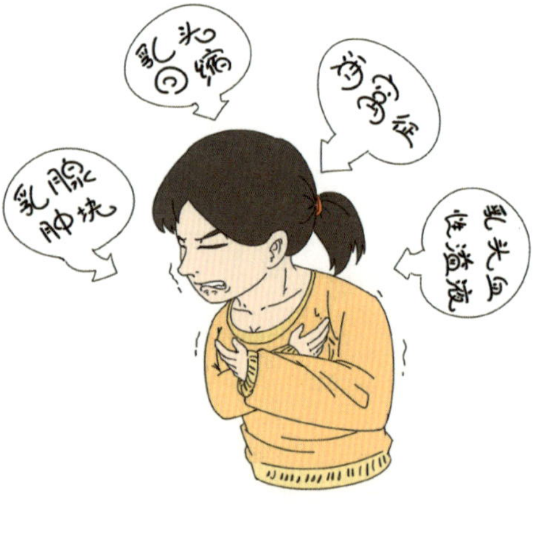


乳腺癌的主要症状：乳腺肿块、乳头回缩、酒窝征、乳头血性溢液

## ◎ 肿块

肿块是乳腺癌患者最常见的首发症状，也是大多数患者就诊的原因，常在洗澡或更衣时被发现。表现为无痛性肿物，以单个肿块多见，肿块质地坚硬，边界不清，形状不规则，不光滑，活动度差。

## ◎ 疼痛

大多数乳腺癌患者早期常不出现疼痛。少数患者可出现乳房刺痛、胀痛、隐痛。也有部分表现为钝痛、牵涉痛或跳痛。

## ◎ 乳头回缩及朝向变化

正常人乳腺有 15～20 根大导管，当癌组织位置靠近乳晕或大导管时，可侵及大导管，使导管挛缩，造成乳头一侧偏斜或乳头凹陷。

## ◎ 乳头湿疹样改变

乳腺湿疹样癌（又称 Paget 病）早期可表现为乳头瘙痒、渗液、脱屑，乳头糜烂后反复结痂、脱落。随着病情发展，乳头逐渐变平甚至消失。

## ◎ 乳房皮肤改变

乳腺位于皮下浅筋膜的深层与浅层之间，乳房的 Cooper 韧带位于深浅筋膜之间。当癌组织侵犯 Cooper 韧带时，可使 Cooper 韧带缩短，进而牵拉浅筋膜和皮肤，引起局部皮肤向深层凹陷，形似酒窝，即“酒窝征”。

## ◎ 乳头溢液

在乳头溢液的患者中，2%～45% 为乳腺癌，这些患者常常为导管原位癌或乳头状癌，部分患者以乳头溢液为首发症状。乳腺癌乳头溢液性质多样，但以血性溢液为主。

当然，出现以上一个或多个症状，也不一定就是乳腺癌，还需要到医院就诊，通过医生诊断和相应的检查，与其他疾病鉴别。

## 温馨提示

乳腺癌的早期症状以肿块多见，其他包括疼痛、乳头回缩、皮肤改变、乳头血性溢液等。如果出现上述症状或异常，一定要及早就诊，寻求专业医生的帮助。

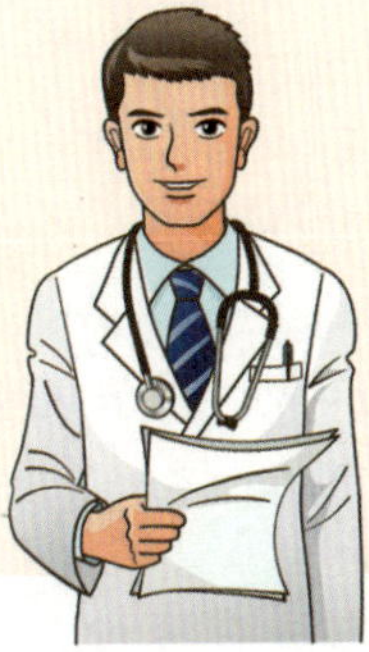

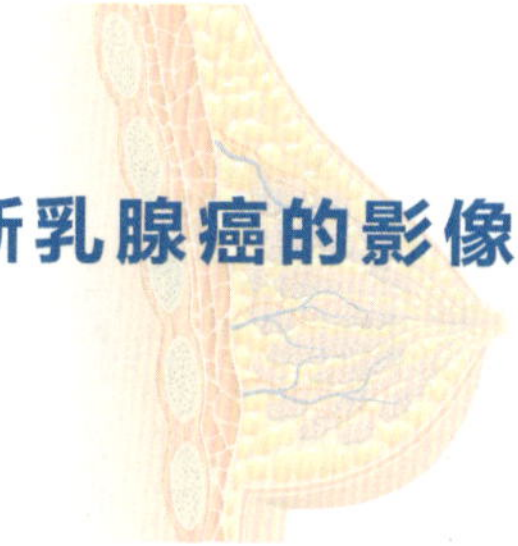

# 二、诊断乳腺癌的影像学方法

对于乳房出现的症状或体检发现的异常，首先需要做的是乳腺影像学检查，也就是给乳房“照相”，初步看看是良性还是恶性。乳腺常用的影像学检查方法有 3 种：超声检查（US）、乳腺 X 线检查（MG）和乳腺磁共振成像（MRI）。

## ◎ 超声检查

超声检查是利用超声波照射到人体产生反射、折射后，形成检查部位的图像。通过分析声像特点及血流信号等，可以较好地显示正常乳腺、可疑病变、良性及恶性肿瘤组织和腋窝结构。

超声检查的优点在于操作简单方便、多次重复、无创无辐射、患者不适感最小、在各生理时期均可以进行，包括哺乳期及妊娠期。对检出致密腺体内的早期乳腺癌更有优势。

缺点是对于微小钙化灶不容易发现。诊断的准确性上会受操作者个人经验、手法和仔细程度的影响，易漏诊。对微小乳腺癌检出和定性仍较困难。

## ◎ 乳腺X线检查

乳腺 X 线检查是已经广泛应用于 40 岁以上的女性乳腺癌筛查，是诊断乳腺癌最有效可靠的检查方法。优点是可以较全面地观察乳腺内部组织结构、有效识别异常的软组织及密度，鉴别乳腺良性病变和恶性肿瘤。乳腺 X 线检查对微小钙化非常敏感，检出率高；对于乳头溢液患者可在其基础上行乳腺导管造影，对导管内病变具有诊断价值。

缺点是对于致密型乳腺诊断较为困难，对实质肿块和囊肿的鉴别能力较差；乳腺 X 线检查体位固定，对于紧贴胸壁深处的病灶、腋尾部不易显示，易漏诊；由于 X 线有一定辐射，所以并不适合妊娠期、哺乳期等育龄女性检查，也不适宜频繁检查；检查过程中需要对乳腺组织进行压迫，部分患者会感觉疼痛不适。

## ◎ 乳腺磁共振成像

乳腺磁共振成像具有良好的软组织分辨率，能有效地检测藏在乳房组织内的微小结节，诊断乳腺癌的敏感性和特异性高于X线和超声检查。乳腺磁共振成像检查可利用静脉对比剂显示血液在乳房内的灌注，突出肿瘤的外形，并对软组织进行详细的成像，从形态学、血流动力学、组织细胞扩散程度等多方面分析病变，从而区分病灶的良恶性。还可以显示肿瘤与胸壁的关系、腋窝淋巴结转移等。

缺点在于检查费用高、耗时长、对钙化显示不敏感、对比剂过敏等。此外，对体内有特定置入物的患者（如心脏起搏器或人工耳蜗等）来说，磁共振成像是禁忌。幽闭恐惧症患者也不适合做磁共振成像检查。

目前，乳腺磁共振成像检查一般作为乳腺X线检查、乳腺超声检查发现疑似病例的补充检查措施，用于评价乳腺癌新辅助治疗的疗效，以及*BRCA1/2*基因突变携带者的乳腺癌筛查。

## 温馨提示

乳腺癌常见的影像学检查方法包括超声检查、乳腺X线检查、乳腺磁共振成像。乳腺超声对肿块的诊断能力强，简单方便。乳腺X线检查对钙化的诊断能力最强。乳腺磁共振成像对肿块和乳腺结构异常的诊断能力均很强，但费用高、耗时长。选择何种影像学检查方法可根据患者的具体情况选择。

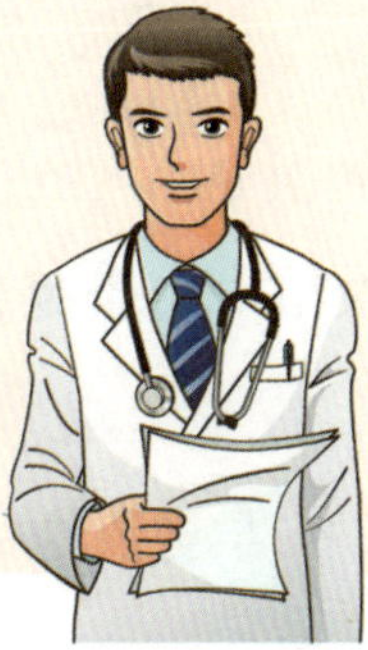

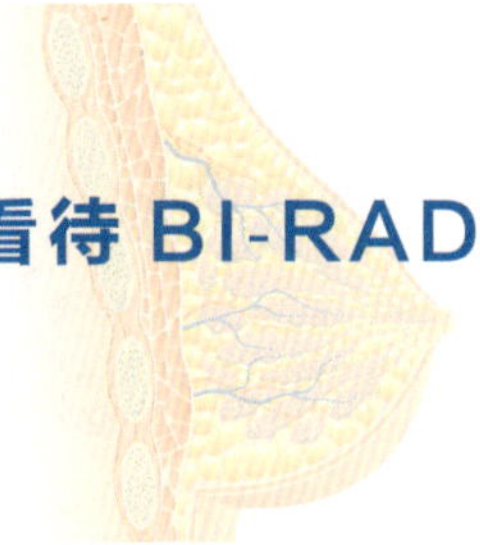

# 三、如何看待 BI-RADS 分类

我们经常可以看到超声报告,“右侧乳腺实性占位,BI-RADS 4a 类,请结合其他检查”。BI-RADS 分类是什么意思呢?

BI-RADS 是美国放射学会乳腺影像报告与数据系统(breast imaging reporting and data system)的缩写。BI-RADS 分类标准被广泛应用于乳腺的各种影像学检查,包括 X 线钼靶摄影、超声、磁共振等,是根据乳腺影像检查表现出来的各组图像特征进行综合分析后,用来评价乳腺病变良恶性程度的一种分类法。

BI-RADS 分类法将乳腺病变分为 0～6 类,一般来说,级别越高,恶性的可能性越大。

### ◎ 0类

没有足够的信息进行评估，需要补充其他的影像检查。

### ◎ 1类

阴性，无异常所见（无肿块、钙化和结构异常），建议常规体检（每年 1 次）。

### ◎ 2类

良性病变，包括良性钙化、单纯囊肿、含脂肪病变、钙化纤维腺瘤、置入物和乳内淋巴结等。建议定期随访（每 6～12 个月 1 次）。

### ◎ 3类

良性可能大。恶性可能性 2% 以下，包括边缘光整、呈圆形或椭圆形肿块、局部不对称、点状钙化等。建议短周期随访（每 3～6 个月 1 次），2 年随访无变化者可降为 2 类。

## ◎ 4类

可疑恶性。4 类分为 a、b 和 c，代表恶性概率的大小。建议穿刺或手术活检以明确诊断。

4a：较低的恶性概率，可能性＞2% 但≤10%。

4b：中等的恶性概率，可能性＞10% 但≤50%。

4c：较高的恶性概率，可能性＞50% 但＜95%。

## ◎ 5类

高度可疑恶性。恶性的可能性≥95%，需要进一步诊疗。即使下一步病理结果为良性，也需要外科会诊。

## ◎ 6类

已行活检证实为恶性。主要是评价活检后的影像改变，或者监测手术前新辅助化疗的影像改变。

## 温馨提示

对于接受乳腺癌筛查或体检的朋友，可根据 BI-RADS 分类的数字大小，了解乳腺的健康状况。1 类和 2 类基本无异常。3 类良性的可能性大，可待 3～6 个月再复查。4 类和 5 类的病灶，数字越大恶性的可能性越大，需要穿刺或手术活检明确诊断。

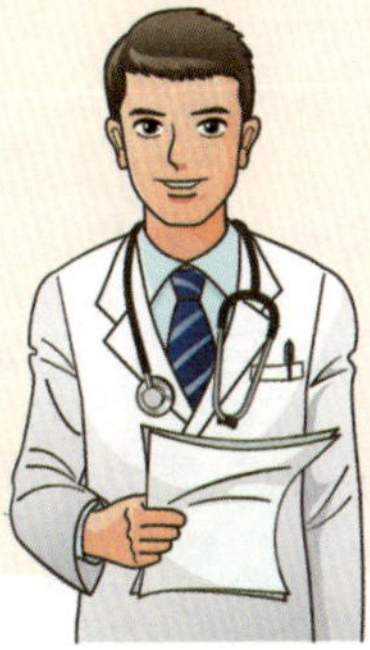

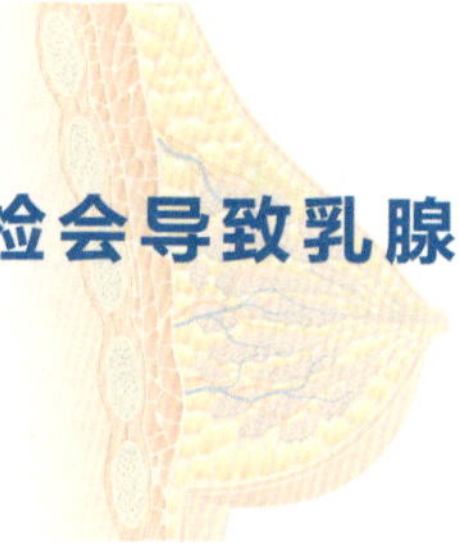

# 四、穿刺活检会导致乳腺癌转移吗

为了确诊乳腺的病灶到底是不是乳腺癌，需要进行病理组织学检查，又称为活组织检查，简称活检。穿刺活检就是在触诊或影像引导下，用穿刺针刺入病灶，取一点病变组织出来，做病理组织检查，最终确定病变的良恶性。

病理学检查是诊断乳腺癌的“金标准”。穿刺活检简单、可靠、损伤性小。随着乳腺癌治疗水平的提高，治疗方案包括新辅助化疗、保乳手术、前哨淋巴结活检等多种治疗都需要术前穿刺活检明确病理诊断。对穿刺活检为良性者，可定期观察，防止出现过度治疗情况，减少患者的痛苦及医疗资源的浪费。

做组织学诊断和免疫组化检测。穿刺活检一般是在局部麻醉下进行的，穿刺的创伤很小，偶尔发生的出血、血肿和感染等也易于处理。一般穿刺后会在穿刺点纱球压迫5～10分钟止血后加压包扎。如果是真空辅助旋切穿刺后需要弹力绷带包扎 24～48 小时，数日内避免剧烈运动和洗澡。

对于穿刺活检，患者最关心的问题还是会不会引起癌症转移？事实上，穿刺过程中对肿瘤机械挤压、穿刺损伤有可能导致肿瘤细胞脱落并进入血液循环，但机体免疫系统会很快将它们杀灭，不会导致癌细胞的转移。

穿刺过程中仅有极少量的肿瘤细胞在针道内驻留，但是随着时间延长，几周后肿瘤细胞逐渐消失，难以形成针道转移。临床研究也证实，乳腺穿刺针活检是一种安全而可靠的诊断方法，不会增加治疗后局部复发和转移的风险。

### 温馨提示

穿刺活检是诊断乳腺癌的“金标准”，方法简单、结果可靠、损伤性小，是制订乳腺癌整体治疗方案的基础，不会增加治疗后局部复发和转移的风险。

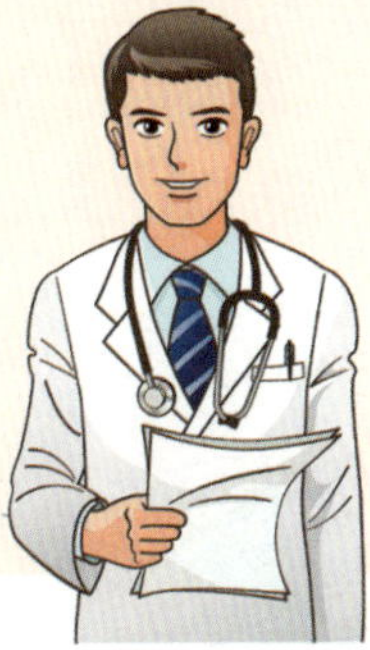

# 五、“雾里看花”，乳腺癌的病理报告如何看

当拿到病理报告时，看着一行行密密麻麻的字，中文夹杂着英文，患者和家属往往如同“雾里看花”，似懂非懂。这些内容究竟是什么意思呢？

病理报告上一般包括乳腺癌的病理类型、组织学分级、淋巴结状态、免疫组化、FISH 检测，以及是否有神经、脉管癌栓浸润等内容。

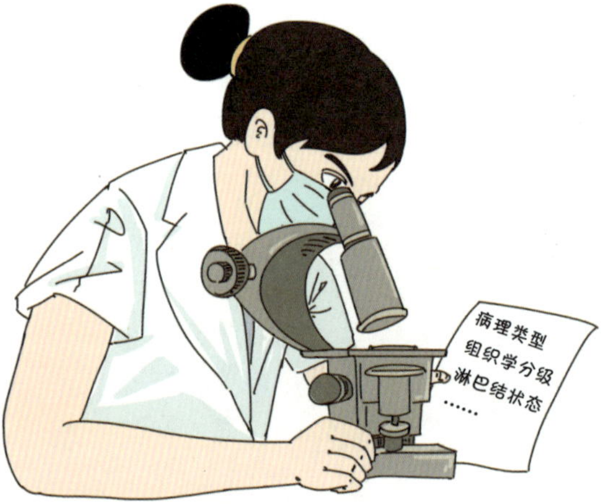


病理医生拿着一份病理报告

## ◎ 病理类型

包括非浸润性癌（如导管内癌）、浸润性癌非特殊型、浸润性癌特殊型，其中非浸润性癌的预后最好，手术后不需要化疗；浸润性癌非特殊型是乳腺癌中最常见的，术后需要规范的辅助治疗；浸润性癌特殊型有小管癌、黏液癌、乳头状癌等预后较好的类型，也包括预后与非特殊型类似的，如微乳头状癌、化生性癌等。

## ◎ 组织学分级

可分为Ⅰ级、Ⅱ级、Ⅲ级。按照肿瘤形成腺管的多少、细胞的异型程度及核分裂象多少进行分级，每项指标按1～3 分逐级递增，3 项指标得分之和即对应相应的组织学分级。3～5 分为Ⅰ级（分化好），6～7 分为Ⅱ级（中等分化），8～9 分为Ⅲ级（分化差）。分级越高，表示肿瘤的恶性程度越高，侵袭和转移的能力越强。

## ◎ 神经、脉管癌栓浸润

代表肿瘤的侵袭和转移的能力较强。

## ◎ 淋巴结状态

腋窝淋巴结有无转移、转移的淋巴结个数对后续制订治疗方案有指导作用，并且关系到肿瘤的分期。一般而言，淋巴结转移数目越多，复发和转移风险越大，预后越差。

## ◎ 免疫组化

最重要的4个指标是：雌激素受体（ER）、孕激素受体（PR）、人表皮生长因子受体2（HER2）、增殖细胞核抗原（Ki-67）。

PR、ER是内分泌治疗敏感度的指标，用于帮助判定患者是否需要内分泌治疗。当ER、PR阳性肿瘤细胞的比例＞1%为阳性，推荐患者进行内分泌治疗。

HER2用于判断患者是否需要进行靶向治疗。“HER2（0）”和“HER2（1+）”代表阴性；“HER2（3+）”代表阳性；HER2（2+）则需要进一步FISH检测来评判阳性还是阴性。如果HER2显示阳性，代表肿瘤恶性程度较高，复发和转移的概率较高，预后也相对比较差，这类患者需要应用抗HER2靶向治疗药物来降低复发和转移风险。

Ki-67代表肿瘤增殖指数，Ki-67越高，表示肿瘤生长越快，预后较差，但是对化疗更敏感。

除了上述指标，病理报告还包含其他免疫组化标记物的检测，各有意义，但不作为临床分子分型的参考。

## ◎ FISH检测

FISH 是荧光原位杂交法的简称。当免疫组化检测报告为“HER2（2+）”时，表示尚不能明确 HER2 是阴性还是阳性，需要进一步做 FISH 检测来确定。当检查结果是“基因无扩增或（-）”为阴性，“基因扩增或（+）”为阳性。

## ◎ 分子分型

根据免疫组化和（或）FISH 检测的结果，可以把乳腺癌分为 4 个分子分型。

### 1 Luminal A 型

Luminal A 型是指 ER 和 PR 为阳性且 PR 为强阳性、HER2 阴性，且 Ki-67 低表达的乳腺癌。此类患者预后较好，多数需内分泌治疗即可。仅仅结合肿瘤大小、淋巴结转移状况、21 基因检测等判断为高危者，才需要化疗。

## ② Luminal B 型

Luminal B 型是指 ER 和（或）PR 为阳性、Ki-67 高表达、HER2 阴性或阳性的乳腺癌。这种亚型的乳腺癌有多种治疗方法，如内分泌治疗、化疗、靶向治疗。

## ③ HER2 过表达型

HER2 过表达型是指癌细胞表面 HER2 蛋白质表达为阳性，ER 和 PR 为阴性。这种癌细胞的增殖能力非常强，恶性程度较高。需要化疗联合抗 HER2 靶向治疗，其中靶向治疗更为重要。

## ④ 三阴性乳腺癌

三阴性乳腺癌是指 ER、PR 和 HER2 均为阴性的乳腺癌，是预后最差的一种乳腺癌。三阴性乳腺癌的治疗手段较少，对于内分泌治疗、靶向治疗都不敏感，化疗是该型的主要治疗方法，少数患者可使用新型的靶向药物和免疫治疗。

病理报告包含了患者最重要的预后信息，是决定诊疗方案最重要的依据，患者应充分了解自己病理检查报告的各项指标。

## 温馨提示

乳腺癌的病理报告上包括乳腺癌的病理类型，组织学分级，淋巴结状态，神经、脉管癌栓浸润情况，免疫组化，FISH 等内容，是判断患者预后和决定诊疗方案的最重要依据。

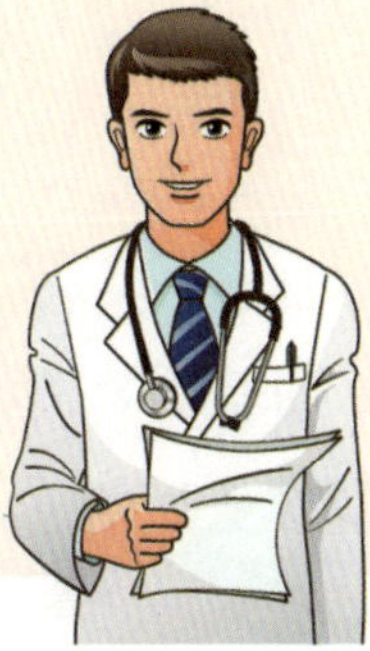

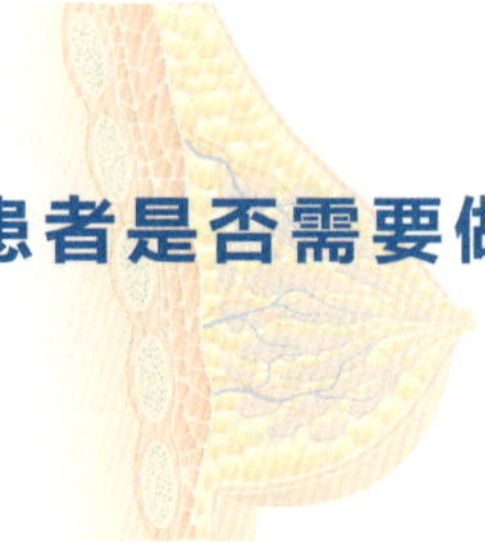

# 六、乳腺癌患者是否需要做基因检测

随着基因检测技术的发展，多种乳腺癌基因检测方法在临床得到应用，可以帮助乳腺癌患者制订更加精准、合适的治疗方案，从而得到更好的治疗效果。

目前用于乳腺癌患者的基因检测有三类：①了解是否有患乳腺癌的遗传基因，主要是胚系 *BRCA1/2* 基因检测；②判断患者的预后和疾病复发风险，为临床评估乳腺癌是否需要辅助化疗提供依据；③针对肿瘤细胞突变靶点的检测，提供个体化治疗靶点，指导临床用药。

## ◎ *BRCA1/2*基因检测

*BRCA1/2* 基因检测的意义有三个方面。

第一，指导预防乳腺癌和卵巢癌。存在 *BRCA1/2* 基因致病性突变的患者，患对侧乳腺癌、卵巢癌的概率很高，可以考虑预防性切除对侧乳腺 / 双侧卵巢，或者对侧乳房的密切随访、首选每年 1 次的乳腺磁共振成像检查。

第二，指导治疗方案的选择。存在 *BRCA1/2* 基因致病性突变的患者，可考虑在化疗中加入铂类强化治疗降低复发风险，高风险的早期乳腺癌的辅助强化和晚期乳腺癌的解救治疗，还可以使用 PARP 抑制药。

第三，提示家族其他成员患病风险。*BRCA1/2* 基因致病性突变是显性遗传，有 50% 的概率遗传给子女。*BRCA1/2* 基因突变携带者男性乳腺癌、前列腺癌、胰腺癌，以及女性卵巢癌、乳腺癌的发病风险显著升高。

那么，在哪些情况下需要做乳腺癌的基因检测呢？

40 岁以下的乳腺癌患者、50 岁以下伴乳腺癌家族史的乳腺癌患者、60 岁以下的三阴性乳腺癌患者，以及男性乳腺癌患者，推荐行 *BRCA1/2* 基因检测。

## ◎ 评估术后复发风险和化疗获益的多基因检测

目前，我国临床实践中主要应用技术包括 21 基因检测、70 基因检测等。

乳腺癌 21 基因检测主要用来判断接受内分泌治疗的早期乳腺癌患者是否需要接受辅助化疗，适用于 ER/PR 阳性、HER2 阴性、淋巴结阴性的患者。通过检测肿瘤组织中

21 个特异性基因的表达水平，计算出患者的复发评分（RS 评分），将复发风险分为低危组、中危组和高危组。低危组患者的 10 年复发风险较低，可考虑豁免化疗，高危组患者化疗获益显著，而中危组患者需结合年龄、RS 评分来进行个体化选择是否豁免化疗。

70 基因检测是通过检测肿瘤组织中 70 个特异性基因的表达水平，将患者分为低危组和高危组。该检测方法适用于 ER/PR 阳性、HER2 阴性、0～3 枚淋巴结转移的早期乳腺癌患者。对临床低危、70 基因检测低危的患者，可以豁免化疗。对临床高危、70 基因检测高危的患者，不能豁免化疗。对临床高危、70 基因检测低危的患者，需要结合年龄等因素来决定是否豁免化疗。

## ◎ 治疗靶点基因检测

采用二代测序（NGS）的方法检测乳腺癌相关的基因组（panel），其中包括 *BRCA1/2*、*PIK3CA*、*NTRK*、*MSI*、*TMB*、*PD-L1* 等基因，主要用于查找晚期或难治性乳腺癌患者的治疗靶点。如果上述靶点检测出阳性突变，可以使用相应的靶向治疗药物，一般都能获得较好的疗效。

## 温馨提示

乳腺癌患者是否选择进行基因检测，是根据每个患者的病情需要，具体检查项目的有效性、临床使用价值，还需考虑经济费用等问题。患者应选择适合个人情况的检测项目。

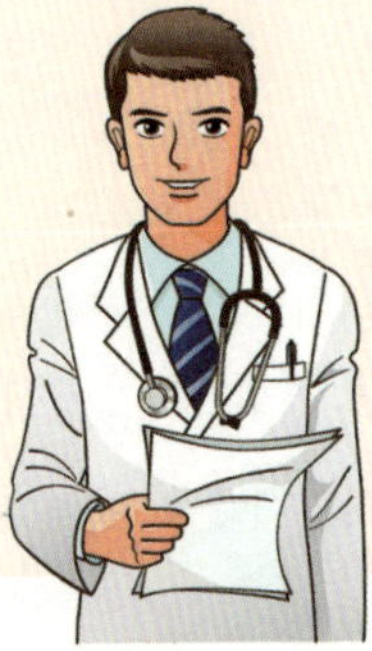

# 七、如何判断乳腺癌的分期

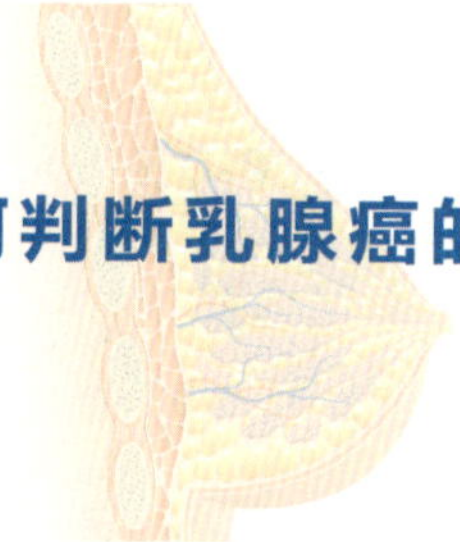

当被医生告知自己确诊乳腺癌后，患者最关心的问题是肿瘤扩散了没？是早期还是晚期？另外，医生提供的诊断书上写着的 TNM 分期究竟是什么意思呢？

乳腺癌的分期，就像是给肿瘤扩散程度画个地图。据此了解癌症在身体中的严重程度，帮助医生选择适合的治疗方式。目前采用的分期系统是国际通用的美国癌症联合会（American Joint Committee on Cancer，AJCC）乳腺癌 TNM 分期系统。包括 TNM 分期标准和临床解剖分期。

## ◎ TNM分期标准

### 1 T（原发肿瘤）

T 代表乳腺原发肿瘤的大小。一般通过体检、卡尺测量、影像学检查来确定肿瘤的大小，以及是否扩散到附近的组织。

## ② N（淋巴结）

N 代表淋巴结的情况。在肿瘤进展中，肿瘤细胞会沿着淋巴管扩散到附近的淋巴结。通过检测淋巴结被肿瘤累及的情况，了解癌症是否扩散以及扩散的程度。

## ③ M（远处转移）

M 代表是否有远处扩散。一般通过影像学或其他方法，判断癌症是否扩散到身体的其他部位，如骨骼、肺部、肝脏或颅脑。具体的 TNM 分期标准见表 1。

**表 1　AJCC 第 8 版乳腺癌 TNM 分期标准**

| | | |
|---|---|---|
| T | $T_0$ | 不存在原发肿瘤 |
| | Tis | 导管原位癌 |
| | $T_1$ | 肿瘤的直径＜2cm |
| | $T_2$ | 肿瘤直径为 2～5cm |
| | $T_3$ | 肿瘤直径＞5cm |
| | $T_4$ | 肿瘤可能已经扩散到胸壁；或皮肤表面，形成破溃 |
| N | $N_0$ | 未发现有转移的淋巴结 |
| | $N_1$ | 腋窝区域内的淋巴结转移数目 1～3 枚 |
| | $N_2$ | 腋窝区域内的淋巴结转移数目 4～9 枚；或者影像学检查同侧内乳淋巴结转移不伴腋窝淋巴结转移 |
| | $N_3$ | 腋窝区域内的淋巴结转移数目 10 枚以上；或者腋窝淋巴结转移伴同侧内乳淋巴结转移；或者同侧锁骨上淋巴转移 |
| M | $M_0$ | 没有发现远处转移 |
| | $M_1$ | 癌细胞转移到远处其他部位，如肺部、骨骼、脑部、肝脏等 |

## ◎ 解剖分期

把 TNM 分期的信息整合起来，形成一个综合的解剖分期。用数字和字母的组合表示，包括 0、Ⅰ、Ⅱ、Ⅲ和Ⅳ期。数字越大，表示癌症扩散越严重，需要更强的治疗。具体分期标准见表 2。

**表 2　AJCC 第 8 版乳腺癌解剖分期**

| 解剖分期 | T分期 | N分期 | M分期 |
|---|---|---|---|
| 0 期 | Tis | $N_0$ | $M_0$ |
| ⅠA 期 | $T_1$ | $N_0$ | $M_0$ |
| ⅠB 期 | $T_0$ | $N_1$mi | $M_0$ |
| | $T_1$ | $N_1$mi | $M_0$ |
| ⅡA 期 | $T_0$ | $N_1$ | $M_0$ |
| | $T_1$ | $N_1$ | $M_0$ |
| | $T_2$ | $N_0$ | $M_0$ |
| ⅡB 期 | $T_2$ | $N_1$ | $M_0$ |
| | $T_3$ | $N_0$ | $M_0$ |
| ⅢA 期 | $T_0$ | $N_2$ | $M_0$ |
| | $T_1$ | $N_2$ | $M_0$ |
| | $T_2$ | $N_2$ | $M_0$ |
| ⅢA 期 | $T_3$ | $N_{1\sim2}$ | $M_0$ |
| ⅢB 期 | $T_4$ | $N_0$ | $M_0$ |
| | $T_4$ | $N_1$ | $M_0$ |
| | $T_4$ | $N_2$ | $M_0$ |

（续表）

| 解剖分期 | T分期 | N分期 | M分期 |
|---|---|---|---|
| ⅢC 期 | 任何 T | $N_3$ | $M_0$ |
| Ⅳ期 | 任何 T | 任何 N | $M_1$ |

AJCC 乳腺癌的 TNM 分期，如同一张标准的地图，明确乳腺癌扩散的程度，指导诊疗决策的制订。对照我们日常说的早期、中期、晚期，TNM 分期系统更为复杂，但是也更为精准，是标准化的分期系统。日常说的早期一般指 TNM 分期的Ⅰ期和Ⅱ期，中期或局部晚期指Ⅲ期，晚期指Ⅳ期。

## 温馨提示

乳腺癌分期是描述癌症扩散程度的一种方法。

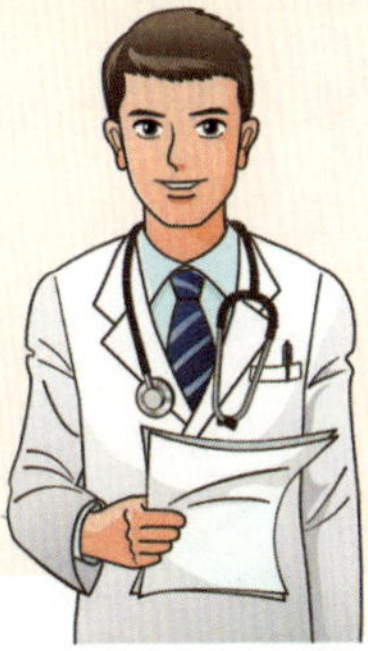

一般分期越晚、预后越差，需要的诊疗措施越复杂。TNM 分期是根据原发肿瘤、区域淋巴结和远处组织器官是否转移综合进行分期的，是国际通行的分期方法。

# 参考文献

[1] Magny SJ, Shikhman R, Keppke AL. Breast Imaging Reporting and Data System [J/OL]. Treasure Island (FL): StatPearls Publishing, 2023 [2024-01-24]. https://www.ncbi.nlm.nih.gov/books/NBK459169/.

[2] WHO classification of tumours editorial board. Breast tumours [M]. 5th ed. Lvon: ARC Press, 2019.

# 第4章

# 乳腺癌的治疗

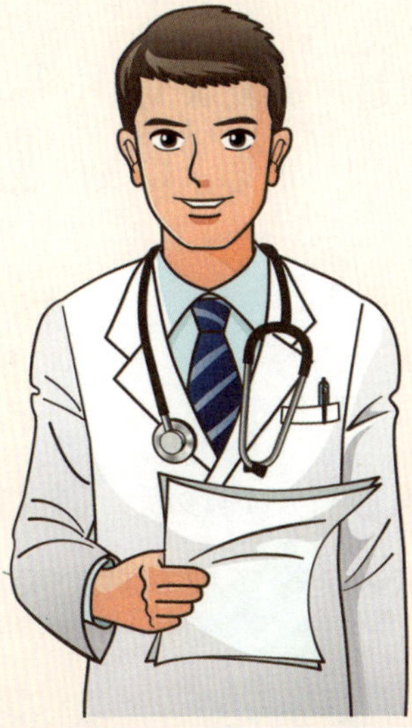

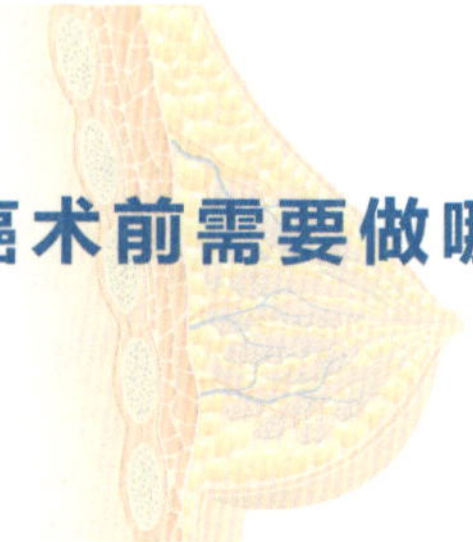

# 一、乳腺癌术前需要做哪些检查

乳腺癌是一种恶性实体肿瘤，手术切除是走上治愈的必经之路。手术前主要进行三方面的检查：明确乳房肿瘤性质的检查、明确肿瘤有无扩散方面的检查、明确身体机能方面的检查。

## ◎ 明确乳房肿瘤性质的检查

### 1 乳腺影像学检查

包括乳腺 X 线（钼靶）、乳腺超声和乳腺 MRI。明确乳腺病灶的多少、大小、位置、范围、形态，以及区域淋巴结受累情况等方面的信息。

### 2 病理学检查

通常经粗针穿刺获得肿瘤组织进行病理诊断，同时行免疫组化检测 ER、PR、HER2、Ki-67 等多项指标，荧光原位杂交法（FISH）检测 HER2 基因是否扩增。如果临床淋巴结阳性，也应该穿刺活检明确病理诊断。

## ◎ 明确肿瘤有无扩散方面的检查

### ① 胸部 CT

对确诊乳腺癌的患者都应行胸部 CT 检查，明确肿瘤是否有肺及纵隔转移。

### ② 腹部超声检查

明确肿瘤有没有转移至肝脏以及腹盆腔，必要时还可以进一步行腹部 CT 和腹部 MRI 检查。腹部超声的检查应该在空腹时进行，进食后检查会影响到超声成像。

### ③ 颅脑 MRI

对于病情分期较晚、特殊类型如三阴性或 HER2 阳性乳腺癌，以及伴有头晕、头痛症状的乳腺癌患者，还应进行脑 MRI 检查，进一步明确有无合并脑部转移。

### ④ 骨放射性核素扫描（ECT）

对于病情分期较晚、有全身骨痛表现、实验室检查发现碱性磷酸酶异常升高或高钙血症的患者，还应该进行骨ECT检查，以了解是否有骨转移。

### ⑤ 正电子发射计算机体层成像（PET-CT）

能在临床早期发现异常信号，有较高敏感性和特异性，但价格较昂贵。对于临床分期较晚的患者，有条件可推荐PET-CT检查明确是否有远处转移。

## ◎ 明确身体机能方面的检查

### ① 实验室检查

常规的实验室检查包括血常规、尿常规、凝血功能、血糖、肝肾功能、电解质及肿瘤指标、传染病病原学检查等，也有一些患者需要进行血型鉴定，配血等准备。

### ② 心电图、心脏超声

明确身体有没有合并严重的或隐匿的心脏疾病，评估手术和全身麻醉的风险大小。

### ③ 肺功能检查

对于高龄患者或有肺部基础疾病的患者，还应完善肺功能检查，评估患者能否耐受手术和全身麻醉。

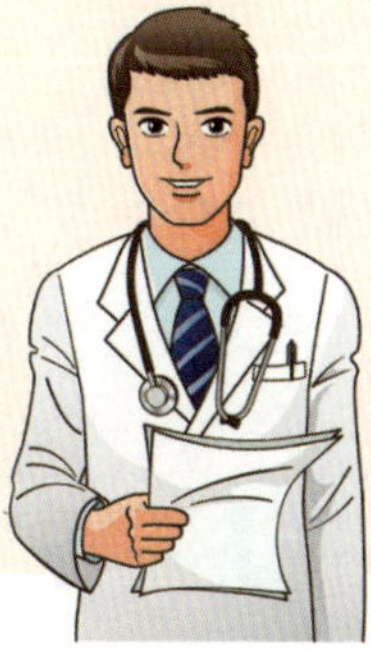

**温馨提示**

乳腺癌手术前检查包括三方面：第一，乳房和区域淋巴结的检查；第二，是否存在远处转移的全身检查；第三，患者身体功能状况的检查。以便明确肿瘤的分型、分期，以及患者对手术的耐受能力。

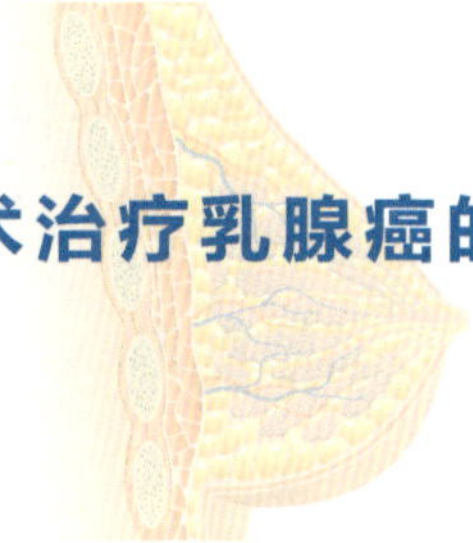

# 二、手术治疗乳腺癌的历史

很多人都认为，癌症的外科手术就要做“大手术”，切得越多，就是切得越干净。但是，数千年来，乳腺癌的外科手术却经历了从“小手术”到“大手术”，又从“大手术”到“小手术”的发展过程，最终证明了切得越多，效果越好的观念是错误的。

## ◎ 从古代时期的不治之症到手术越切越大

纵观历史，人类与乳腺癌首次交锋见于公元前 3000—公元前 2500 年，埃及医师 Imhotep 所著的《艾德温·史密斯外科手术手稿》(*Edwin Smith Surgical Papyrus*) 写道，“乳房上鼓起的肿块，又硬又凉，且密实如河曼果，潜伏在皮肤下蔓延”。在治疗一项下只写了寥寥数字，“没有治疗方法”。公元 1 世纪，希腊医师 Leonides 首次实施乳腺肿块切除手术，是外科手术治疗乳腺癌的开端。1878 年，Bank

主张手术时将乳房与腋窝淋巴结整块切除。

直到 1894 年，William Halsted 在总结前人经验的基础上，提出了乳腺癌根治术。其手术切除范围包括全部乳腺组织及肿瘤表面皮肤、胸大肌和胸小肌、腋淋巴结及锁骨下淋巴结。乳腺癌根治术把患者的 5 年生存率从 10%～20% 提升到 40%～50%，局部复发率从 60%～85% 降低到 6%，成为肿瘤外科历史上的里程碑。随后的近一个世纪，该术式作为乳腺癌标准根治手术得到普及。

然而，根治术后相当一部分患者会复发。为了贯彻“更彻底”的理念，Urban 等提出了扩大根治术和超根治术，即在 Halsted 手术的基础上加做内乳淋巴链清扫，包括锁骨上淋巴结清扫甚至纵隔淋巴结清扫。但事与愿违，这种已经达解剖生理极限的手术不仅未提高患者的生存率，还徒增术后并发症的发生率且术后的外观缺陷更加严重，逐渐被摒弃。

## ◎ 20世纪中叶后，手术越做越小

随着内分泌治疗、化疗等手段的逐渐兴起，逐渐提高乳腺癌患者的远期生存。在多种方法综合治疗的基础上，乳腺癌手术的范围开始缩小。1950 年，Auchinclass 教授提出保留胸大肌、胸小肌的乳腺癌改良根治术Ⅰ式；Party 教授提出切除胸小肌、保留胸大肌的乳腺癌改良根治术Ⅱ式。患者上肢功能得到明显改善，且总体生存率和无病生存率不逊于根治术。此后很长一段时间里，乳腺癌改良根治术成为最常用的术式。

20 世纪 80 年代，Fisher 教授提出乳腺癌是一种全身性疾病，原发肿瘤和区域淋巴结的处理方式不影响患者的生存率的理论，乳腺癌的治疗进入了局部治疗和全身治疗并重的时代，缩小手术范围成为一种趋势，保留乳房的肿瘤切除术（保乳术）逐渐成为一个新的选择。这种手术方法只需要切除肿瘤及周围少量组织，达到切缘阴性即可，患者不再需要失去乳房。早期乳腺癌试验协助组（EBCTCG）对 28 405 例患者的临床研究数据进行 Meta 分析，证实改良根治术与保乳术患者的无病生存率和局部复发率无明显统计学差异。乳腺癌的外科手术进入了“切除肿瘤不切乳房”的保乳时代。

为了最大限度地去除癌细胞，20 世纪之前腋窝淋巴结清扫一直是乳腺癌手术的重要部分。但是腋窝淋巴结还要负责上肢的淋巴引流，清扫术后的淋巴水肿和肩关节活动障碍长期困扰着患者。20 世纪 90 年代初，Krag 和 Giuliano 把前哨淋巴结活检（SLNB）应用于乳腺癌手术并获得成功。所谓前哨淋巴结，就是肿瘤在区域淋巴结转移过程中的第一站淋巴结，即“哨兵”，对临床评估腋窝前哨淋巴结阴性患者，前哨淋巴结活检阴性即可免于腋窝淋巴结清扫术，60%～75% 的患者因此进一步缩小手术范围，生活质量得到显著提高。

## ◎ 乳房重建，大手术、小创伤

乳房切除术可以治愈乳腺癌，但也给患者带来不容忽视的心理创伤。1932 年，Keinhard 将健侧乳房劈分成两半，转移到患侧再造乳房，开创乳房再造的先河。1971 年，Snvderman 和 Guthrie 报道了 1 例将乳房假体置入胸部皮下进行乳房再造的患者，随后该方法逐渐成为主要的乳房再造方法之一。1977 年，Schneider 和 Muhlbauer 应用自体背阔肌肌皮瓣进行乳房再造获得成功。1982 年，Hartrampf 报道了下腹部横行腹直肌肌皮瓣进行乳房再造的案例，使其很快成为乳房再造的首选方法。1989 年，Koshima 提出腹壁下动脉穿支皮瓣（DIEP）概念，切取下腹部皮瓣的同时完全保留腹直肌，进一步减少腹部并发症的发生概率。如今，以上各种方式的乳房再造术得到越来越多的应用，扩大的手术居然是为了减少创伤（心理的），这是麻醉技术和精细手术高度发展为人类健康做出的卓越贡献。

## 温馨提示

乳腺癌外科发展的历史经历了从古代的不断尝试，到近代手术从小做大，又不断从大做小，从大范围切除到精准小范围切除。保乳、保腋窝成了新的标准。对乳房全切的患者，行重建整形可以减少患者的心理创伤。外科手术的进步给患者带来的是更好的疗效和更高的生活质量。

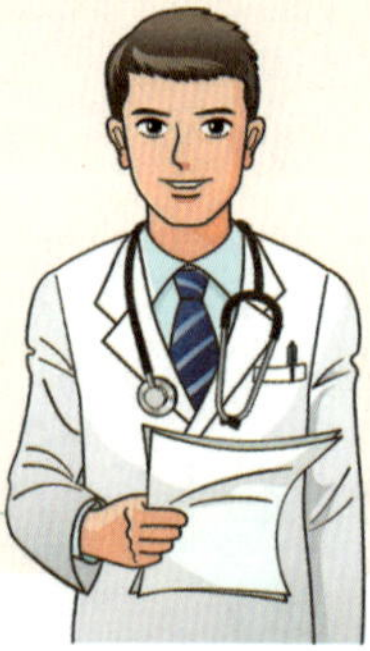

# 三、乳腺癌的治疗，可以不切除乳房吗

为了治疗乳腺癌而切除患病的乳房会造成患者心理和生理的创伤，严重影响生活质量。随着治疗方法的改进，部分患者是可以选择保留乳房的肿瘤切除手术，避免失去乳房的创伤。

## ◎ 什么是保乳手术

乳腺癌的保乳手术指的是根据术前影像检查定位结果，只切除肿瘤及周围部分正常组织，而保留大部分乳腺组织和乳房外形的手术。保乳手术需要进行精确的病理评估，只有各个切缘均没有看到癌细胞，评估为切缘阴性，才能成功保乳，所以保乳手术同样是根治性的肿瘤切除手术。研究显示保乳手术与乳房全切术后局部复发和远期生存方面均无显著差别。

## ◎ 保乳手术具备哪些条件

### 1 肿瘤的特征

尽管保乳手术有许多优势，但不是所有的患者都适合保乳手术。通常适用于肿瘤直径在 3cm 以下，乳房有一定体积，切除肿瘤达到切缘阴性后乳房外形仍可接受的患者。如果肿瘤较大，经过新辅助治疗后降期达到上述保乳条件，也可以接受保乳手术。

### 2 患者的治疗意愿

尽管保乳手术可以减轻心理创伤，但一些患者担心癌症的复发风险，这可能会导致持续的焦虑和担忧。

### 3 医疗团队的条件

需要影像医生进行钼靶 X 线检查，乳腺磁共振等影像学方法评估能否保乳。病理医生评估切缘状况是否阴性。

保乳手术术后必须有放疗医生配合进行乳房放疗，否则会显著增加复发风险。

部分保乳手术切除组织较多时，需要进行保乳整形手术来修复乳房的外观，外科医生应具备整形手术的技巧。

因此，开展保乳治疗的医疗单位应该具备相关的技术和设备条件，以及外科、病理科、影像诊断科和放疗科的密切合作，并有健全的随访机制。

**温馨提示**

乳腺癌患者不一定需要切除乳房，保乳手术是可行的选择，决策应该基于个体需求、肿瘤特性和医疗团队的条件，确保选择最适合的治疗方法，以获得最佳的治疗结果。

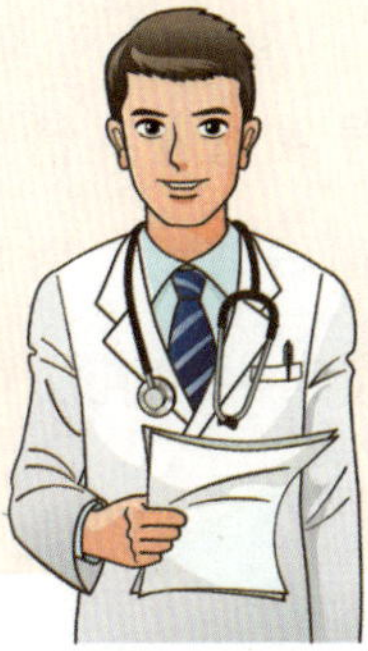

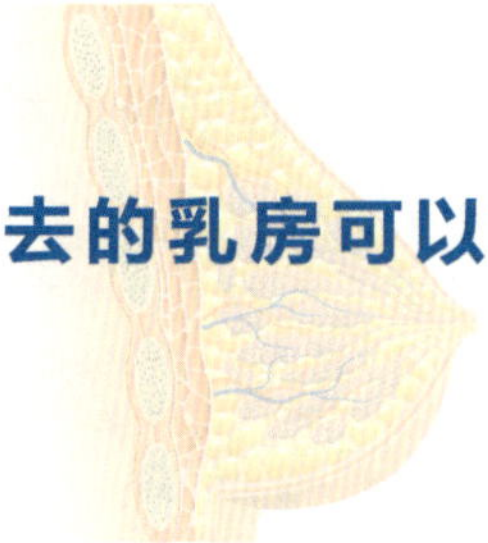

# 四、失去的乳房可以重建

因为乳腺癌的治疗，失去乳房可能导致患者在情感上感到困扰，自尊心下降，对身体形态感到不满意，影响她们的社会和家庭生活。患者如果问：“我失去的乳房可以‘变’回来吗？”答案是：“完全可以。”

## ◎ 什么是乳房重建

乳房重建是一种乳房外科手术过程，是帮助女性恢复因乳腺癌切除或其他原因失去乳房的患者，在外观上和感觉上重新获得一个新的乳房，帮助她们恢复身体形态和自尊心。

## ◎ 乳房重建的手术方法有哪些

乳房重建有几种不同的手术方法，患者可以根据她们的个体需求和疾病的情况进行选择。

### ① 假体置入

这是一种最常见的乳房重建方法，在乳腺区域内置入硅胶假体，这些假体可以模仿自然乳房的形状和质感，使乳房看起来接近自然。假体置入操作简单，手术耗时短，恢复更快。但是异物置入的长期效果会因并发症的发生而改变。

### ② 自体组织移植

自体组织移植涉及使用患者自身的组织，通常是来自背部、腹部、大腿或臀部，如背阔肌皮瓣、横行腹直肌肌皮瓣、腹壁下动脉穿支皮瓣等。这些方法的好处是避免了异物置入，但手术较为复杂，恢复期可能较长。

### ③ 联合方法

对于乳房体积较大，单一方式容积不够的情况下，有时医生会采用综合方法，结合假体置入和自体组织移植，以获得更好的结果。

## ◎ 乳房重建手术要在什么时候进行

乳房重建可以在乳腺切除手术后立即进行，也可以在之后进行。

即刻重建：即刻重建是指在乳腺切除手术后立即进行乳房重建。这可以减少患者的手术次数和康复时间。适用于肿瘤分期较早、术后不需要放疗的患者。

延迟重建：延迟重建是指在乳腺切除手术后过一段时间再进行乳房重建。这种方法可能需要更长的时间来完成整个过程，但可以给患者更多的时间来考虑和准备。适用于肿瘤分期较晚，需要术后辅助放疗，或者患者局部存在感染、畸形不适合马上进行重建手术的患者。

### 温馨提示

乳腺癌患者失去的乳房可以通过乳房重建手术来恢复。这为患者重获自信、改善生活质量提供了机会。然而，对于患者而言，乳房重建存在一定手术风险，需要与医生充分沟通，考虑不同的手术选项、时机和效果。

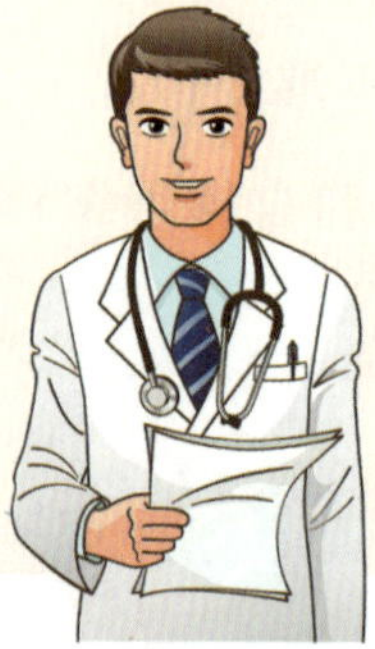

## 五、腋窝淋巴结可以不清扫

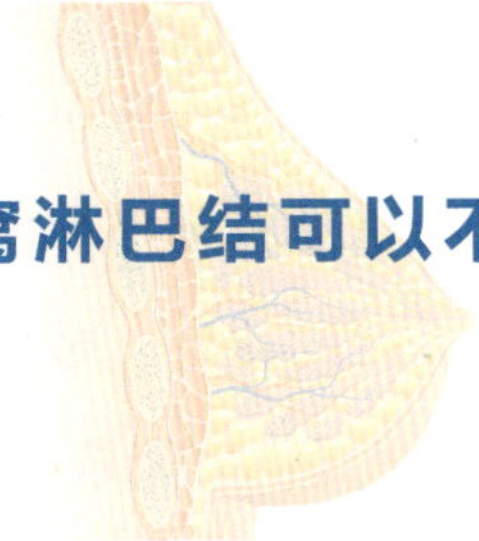

乳腺癌手术中，腋窝的处理是重要环节之一，有两种常见的腋窝手术方式：腋窝淋巴结清扫手术和前哨淋巴结活检手术。那么，为什么要做这两种手术？它们有何不同？

### ◎ 腋窝淋巴结清扫手术

腋窝淋巴结是乳腺癌最容易侵犯区域，当临床检查发现有癌转移时，通常建议行腋窝淋巴结清扫手术，以达到以下目的。

根治肿瘤：如果临床检查显示淋巴结中存在癌转移，那么腋窝淋巴结清扫手术可能被推荐，以减少癌细胞扩散的风险。

获得腋窝淋巴结分期：乳腺癌的分期对决定术后辅助治疗的方案非常重要。其中 N 分期代表淋巴结的情况。腋窝淋巴结清扫能提供有多少淋巴结有癌转移的信息。

指导全身治疗方案：不同类型和阶段的乳腺癌可能需要不同的治疗方法。通过腋窝淋巴结转移情况，明确乳腺癌的分期，从而为后续的化疗、放疗、内分泌治疗、靶向治疗等综合性治疗方案提供决策依据。

## ◎ 腋窝淋巴结清扫手术的风险和不良反应

腋窝淋巴结清扫手术伴随着一些潜在的风险和不良反应，包括以下方面。

### 1 淋巴水肿

由于清扫了淋巴结，切除了淋巴管，淋巴液的回流受阻，腋窝手术后可能会导致腋窝区域及患侧上肢的淋巴水肿，需要特殊的护理和治疗。

### 2 神经损伤

手术可能会影响腋下神经，导致局部区域的感觉丧失或疼痛。

### 3 肩部僵硬

手术后，由于瘢痕形成，肌肉功能受损，一些患者可能会感到上肢及肩部运动受限，需要 3～6 个月的时间进行康复，影响生活质量。

## ◎ 前哨淋巴结活检

前哨淋巴结活检是一种更为精确和保守的方法，用于确定临床淋巴结阴性的患者乳腺癌是否已扩散到腋下淋巴结。其原理是通过注射一种特殊的染料或放射性物质来标记首个可能受到癌细胞扩散影响的淋巴结，这就是所谓的前哨淋巴结。然后，医生只移除这个前哨淋巴结进行检查。如果腋窝前哨淋巴结病理检查为阴性，即没有癌细胞转移，则不需要进行腋窝淋巴结清扫；如果腋窝前哨淋巴结病理检查为阳性，即存在癌细胞转移，则需要进行腋窝淋巴结清扫。一些特殊情况下，如保乳、接受腋窝放疗的患者，即使腋窝前哨淋巴结病理检查为 1～2 枚阳性，也有可能不需要清扫腋窝淋巴结。前哨淋巴结活检有以下优势。

### 1 精确性

它可以精确地确定是否有淋巴结受到癌细胞扩散，避免了不必要的清扫手术。

## ② 减少不良反应

相比于腋窝淋巴结清扫手术，前哨淋巴结活检对身体的影响更小，患者通常恢复得更快。

## ③ 保留淋巴结

前哨淋巴结活检可以保留大部分正常淋巴结，减少了淋巴水肿和其他并发症的风险。

### 温馨提示

前哨淋巴结活检已经成为早期乳腺癌治疗的首选方法，可以提供足够的分期信息，以确定是否需要进一步的腋窝淋巴结清扫手术，并为后续辅助治疗提供依据。前哨淋巴结不仅可以降低乳腺癌手术风险和不良反应，还可以加速术后康复。

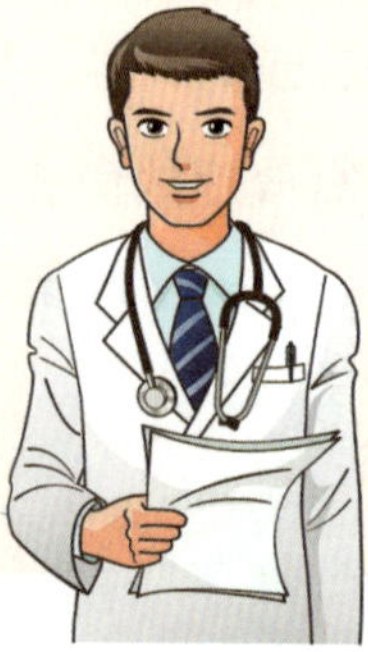

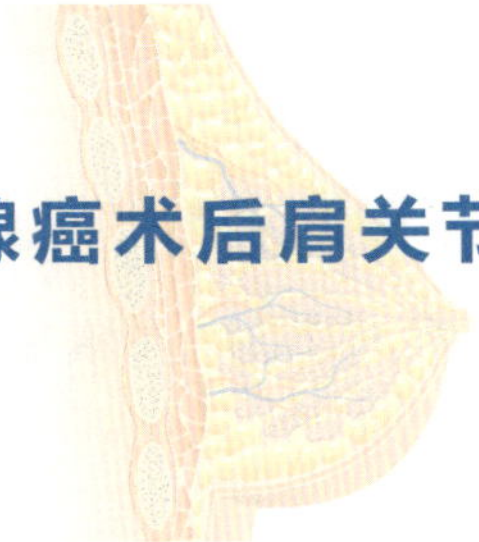

# 六、乳腺癌术后肩关节活动

乳腺癌的手术通常包括腋窝手术，存在影响肩关节活动的可能性。因此肩关节的功能锻炼非常重要，以帮助你恢复肩部的柔韧性和力量。一些简单易行的肩关节功能锻炼，能够帮助你在康复过程中更好地应对挑战。

## ◎ 乳腺癌手术后肩关节活动问题

### ① 肩关节疼痛

手术后，患者可能会感到肩关节疼痛，特别是在手臂抬高时。这种疼痛通常是暂时的，但需要适当的康复来缓解。

### ② 肩关节僵硬

手术后，肩关节的活动范围可能会受到限制，导致关节变得僵硬。物理治疗和锻炼可以帮助改善关节的柔韧性。

### ③ 肌肉萎缩

术后，肩部和手臂的肌肉可能会萎缩，这可能会影响力量和功能。锻炼可以帮助肌肉恢复。

## ◎ 术后患侧上肢功能训练方法

### ① 术后 24 小时内

手术当天即可开始功能锻炼，患肢下垫一软枕，先进行患肢的伸指、握拳和转腕运动。

### ② 术后 1～3 天

增加肘关节屈伸运动。

### ③ 术后 4～6 天

练习用手掌摸对侧肩及同侧耳郭的动作。

### ④ 术后 7～8 天

开始做肩关节活动，用健侧手帮助患侧上肢做向上抬举的动作，直至超过头部。

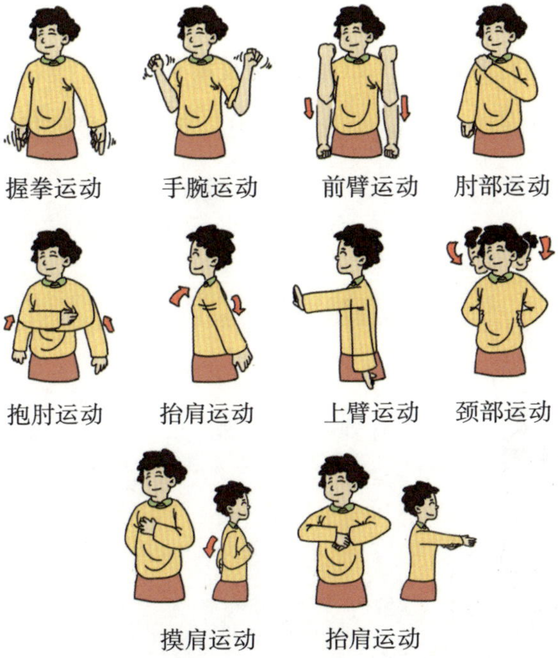


乳腺癌患者术后功能训练操

## ⑤ 术后 9～10 天

进行梳头练习，并用患肢的手指顺着贴在墙上的标尺渐渐向上爬行，每日标记高度，逐渐递增幅度，直至患侧手指能高举过头。

## ⑥ 术后 11～14 天

逐渐使患肢手掌越过头顶，尽可能摸对侧耳郭。

## 7 拆线后

加强肩关节活动，如做画圈及滑轮运动、双手合并向前、向上伸直练习、接触背部练习、手臂外展旋转练习等，以增加肩关节活动范围，锻炼和恢复患肢功能。

### 温馨提示

简单的肩关节功能锻炼可以帮助患者逐渐恢复肩部的活动能力，减轻疼痛和僵硬感。与医生或康复专家一起制订合适的锻炼计划，并坚持进行锻炼，患者会逐渐得到改善。

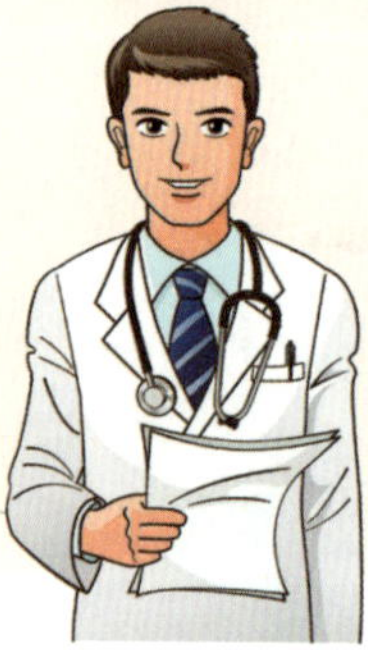

# 七、如何预防和治疗术后上肢淋巴水肿

乳腺癌术后的上肢淋巴水肿是一种术后常见的并发症，该怎样预防和管理乳腺癌术后上肢淋巴水肿呢？

## ◎ 什么是淋巴水肿

淋巴水肿是由于淋巴液在淋巴管道受阻或损伤后无法正常流动而引起的。乳腺癌手术可能会干扰淋巴系统，导致淋巴液堆积在手臂或肩部，引发水肿。

## ◎ 淋巴水肿的病因

乳腺癌手术引发的风险：腋窝淋巴结清扫术后，上肢淋巴水肿是一种常见的并发症，而前哨淋巴结活检术后的发生率较低。这是因为手术可能会干扰或损害淋巴系统，淋巴液无法有效地流回心脏，导致液体在手臂或上肢积聚，引发水肿。

除手术外，放疗和化疗也可能对淋巴系统造成影响。这些治疗方式可以导致炎症和肿胀，进一步加重淋巴水肿的风险。

## ◎ 如何预防术后上肢淋巴水肿

### 1 早期手法干预

在手术后尽早采取措施。进行淋巴引流术（淋巴排液术）及淋巴按摩等预防发生淋巴水肿。

### 2 穿戴弹力袖套

穿戴医用弹力袖套，可以帮助提高淋巴液的流动，减少淋巴水肿的风险。

### 3 避免受伤

避免受伤，因为创伤可能会加重淋巴水肿。避免戴过于紧密的手表、戒指或穿紧身衣物，以免影响淋巴液的流动。

### 4 定期锻炼

进行轻度的肢体锻炼有助于促进淋巴液的流动。请咨

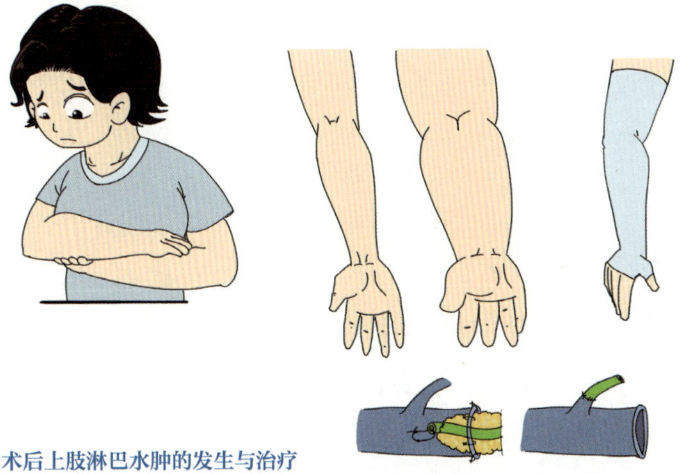

术后上肢淋巴水肿的发生与治疗

询医生或物理治疗师，以确保锻炼计划适合你的情况。

### ⑤ 保持皮肤健康

保持皮肤清洁和滋润，以减少感染的风险。避免受伤或刺激皮肤，如蚊虫叮咬。

## ◎ 如果发生了淋巴水肿，如何进行治疗

### ① 手法淋巴引流综合消肿治疗（CDT 治疗）

CDT 治疗包括手法淋巴引流、弹性压力包扎、皮肤护理及功能锻炼 4 部分，是目前应用时间最久、适应证最广、效果最为肯定的保守治疗方法。

## ② 空气波压力治疗

建议在医生 / 淋巴水肿治疗师指导下正确使用空气波压力治疗仪，并结合压力包扎。

## ③ 外科手术治疗

外科手术可明显改善症状，减轻水肿程度，预防淋巴水肿的严重并发症。主要包括显微外科手术（淋巴管 – 静脉吻合术、淋巴结或淋巴结复合组织移植、淋巴管移植术等）、脂肪抽吸、病变组织切除等。

### (1) 淋巴管 – 静脉吻合术（LVA）

LVA 是通过受阻淋巴管远端与附近静脉行吻合，恢复淋巴管功能。术前行 ICG 淋巴造影确定合适的淋巴通道及切口选择位置，将淋巴管与附近小静脉行吻合，术后对患者进行绷带压力治疗。LVA 效果确切，但存在手术难度大，属于超显微外科手术，缺少长期随访数据等问题。

### (2) 血管化淋巴结转移（VLNT）

对于不适合行淋巴管吻合和重建的患者，VLNT 可改善肢体淋巴水肿和肢体功能，减少皮肤感染。

### (3) 肢体减容术

肢体减容术适用于皮下脂肪过多沉积、肢体纤维化，以及不适合行 LVA 及 VLNT 手术的患者。通过减少肢体容积，联合 CDT 治疗达到治疗目的。脂肪抽吸也可以联合使用 LVA 或 VLNT，在减小患者肢体尺寸的同时，恢复患者肢体淋巴功能，加速淋巴功能恢复。

### 温馨提示

乳腺癌术后的上肢淋巴水肿重在早期的预防干预，从术后就应该开始。CDT 是基础治疗方式，通过各类压力治疗、手法引流等方式能够减轻症状。外科手术可以重建淋巴通路，减少患者水肿肢体容积，增加患者对治疗的满意度。

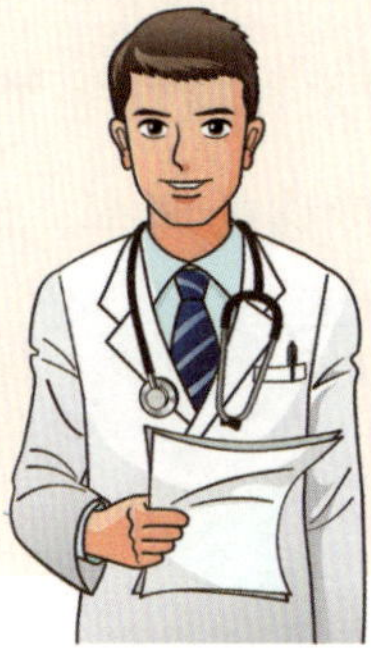

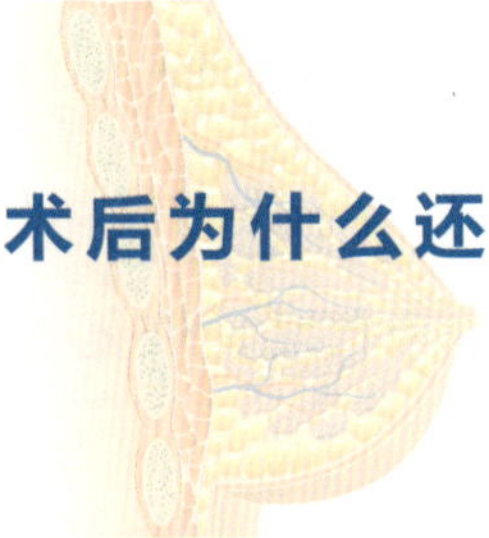

# 八、乳腺癌术后为什么还需要放疗

乳腺癌的治疗方式通常包括手术、放疗、化疗、激素疗法和靶向疗法等。放疗就是采用放射线治疗肿瘤，包括采用 X（γ）线、电子射线或质子射线杀灭和损伤癌细胞。手术后辅助放疗的目的是降低术后复发转移的概率，晚期乳腺癌姑息放疗的目的是缓解症状、延长生存。

## ◎ 乳腺癌手术后放疗的目的

### 1 清除残余癌细胞

乳腺癌手术的主要目标是最大限度地切除肿瘤以减轻肿瘤负荷。在手术后，仍然存在一些微小的、肉眼不可见的残余癌细胞可能残留在手术区域。这些残余癌细胞是乳腺癌复发的潜在来源。放疗可以针对手术区域进行定向的高能辐射，帮助杀死或控制这些残余癌细胞，减少复发的风险。

### ② 预防局部复发

乳腺癌的局部复发是指癌症在手术区域重新出现的情况。研究数据显示放疗可以帮助降低这种风险，尤其是对于一些高危患者，如肿瘤较大、淋巴结受累或癌细胞在手术前已扩散到周围组织的患者。

### ③ 提高生存率

临床研究已经证明，对于许多乳腺癌患者来说，术后放疗可以通过控制癌症的生长、减少可能的复发，达到显著提高生存率的目的。因此，放疗通常被视为早期乳腺癌综合治疗计划的一部分。

## ◎ 决定是否实施放疗的因素

### ① 肿瘤的特征

如肿瘤大小、淋巴结受累情况、肿瘤的分级和组织学类型、分子分型等。

### ② 手术情况

手术方式也会影响是否需要放疗，如保留乳房的手术需要放疗以降低复发风险。手术切缘近或阳性也是考虑放疗的因素。

## ③ 患者的年龄和整体健康状况

乳腺癌放疗的不良反应很小，很少因为体质差和高龄成为放疗的禁忌证，高龄可能成为豁免放疗的适应证。

## ④ 乳腺癌辅助放疗的适应证

①乳腺肿瘤最大直径＞5cm（$T_3$ 期），肿瘤侵及乳房皮肤或胸壁（$T_4$ 期）；②腋窝淋巴结转移≥4 枚；③对于淋巴结转移 1～3 枚的 $T_{1\sim2}$ 期，目前是否放疗存在一定争议，需权衡放疗获益和风险；④几乎所有保乳术后的患者。

## ⑤ 乳腺癌患者术后放疗需要照射的区域

### (1) 全乳房放疗

这种放疗针对整个乳房进行治疗，适用于保留乳房的患者，目的是降低乳腺癌复发的风险。大部分患者还需联合瘤床加量。

### (2) 区域淋巴结放疗

对区域淋巴结转移者或有区域淋巴结转移高危因素的患者，放疗会针对淋巴结区域进行，以杀灭可能扩散到区域淋巴结的癌细胞。常常包括锁骨上下区域、内乳区域、腋窝区域等。

### (3) 胸壁区域放疗

适用于乳房切除术后有胸壁复发高危因素者。

## ⑥ 放疗的过程

一般持续数周，每天 1 次或每周数次，具体方案将由您的医生制订。需要非常精密的靶区规划和剂量计算，在杀伤肿瘤细胞的同时最大限度地减少对健康组织的伤害。在对放疗部位进行定位后，放疗过程中患者躺在治疗台上，确保辐射准确瞄准手术区域或淋巴结区域。治疗通常持续几分钟或更长时间，而整个过程需要监测和控制以确保准确性。

### 温馨提示

乳腺癌术后是否需要放疗需要综合考虑多个因素。肿瘤直径＞5cm，肿瘤侵及乳房皮肤或胸壁，以及淋巴结转移的患者需要接受术后辅助放疗。保乳手术后的患者通常需要术后辅助放疗。

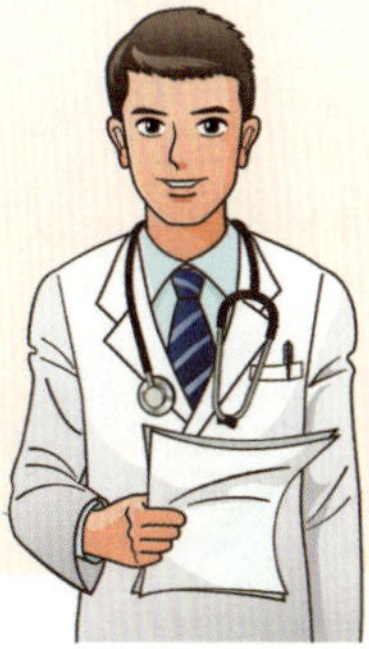

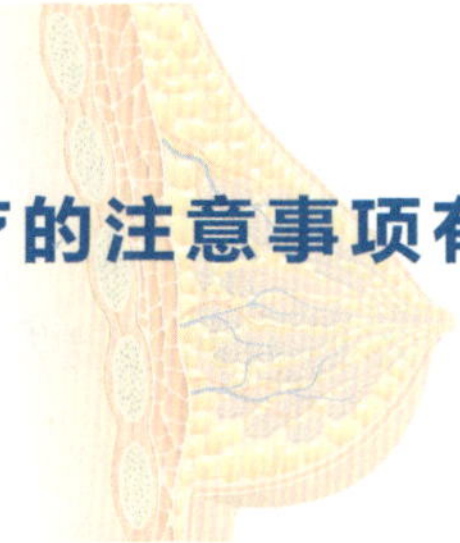

# 九、放疗的注意事项有哪些

放疗在治疗乳腺癌的同时，可能对周围的正常组织产生损伤。为了保障放射线能精准杀灭肿瘤，在治疗过程中有一些特殊的注意事项。

## ◎ 治疗前的准备

### ❶ 治疗计划

在开始放疗之前，医生将和患者一起探讨，根据病情制订详细的治疗计划，包括治疗的频率、时长和目标区域。

### ❷ 模具制作

为了确保放疗的准确性，需要制作身体模具，以确保您在治疗期间能够保持正确的位置。

### 3 放疗定位

一般放疗前需佩戴模具进行定位 CT 检查。

## ◎ 治疗过程的准备

### 1 治疗期间的准备

在每次治疗前，确保您的皮肤干净，没有破损的皮肤可以沐浴，但不要使用香皂、沐浴露或化妆品，因为它们可能影响治疗。

### 2 治疗服装

确保您穿着宽松、轻便的衣物，以确保治疗期间的舒适性。避免佩戴金属饰品，如项链或耳环，以免干扰治疗。

### 3 血液学和其他放疗反应的监测

定期监测疗效，血常规及其他治疗相关的不良反应。

## ◎ 放疗的不良反应和处理

放疗是一种有力的治疗工具，但其可能会导致一些不良反应。如何管理这些不良反应是非常重要的。

## 1 皮肤反应

在放疗期间，你可能会经历皮肤红肿、干燥、脱皮、瘙痒或疼痛等症状。保持皮肤清洁，使用温和的护肤品，并避免刺激性物质可以帮助减轻这些症状。同时，与医生讨论可能的药物或药膏以帮助缓解不适。

## 2 疲劳

放疗可能会导致患者感到疲劳。在治疗期间，确保休息充足、保持饮食均衡、适度锻炼，以帮助缓解疲劳感。

## 3 肿胀

如果放疗影响了淋巴结区域，可能会出现肿胀。可以对肿胀部位（如乳房和上肢）做一些物理刺激、按摩，或者抬高上肢以帮助缓解水肿。

## 4 呼吸困难

乳腺癌的放疗不良反应很小，很少发生放射性肺炎，若发生呼吸困难，需及时联系医生，查明原因以便采取适当的治疗措施。

## 温馨提示

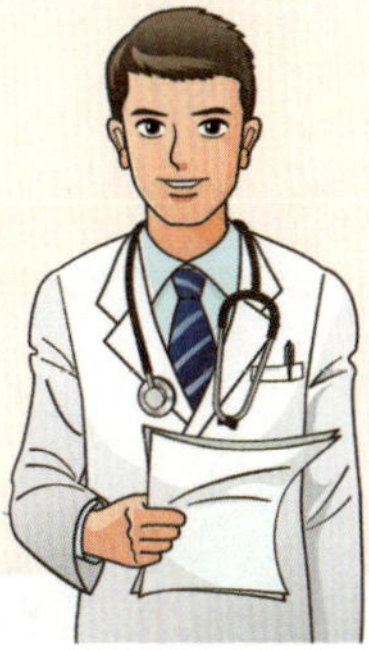

乳腺癌放疗有一定的不良反应，虽然很少发生不耐受情况。但需要做好放疗前和放疗中的准备，了解放疗的常见不良反应和护理方法，以便平稳渡过放疗的毒性反应期，获得最佳的治疗效果。

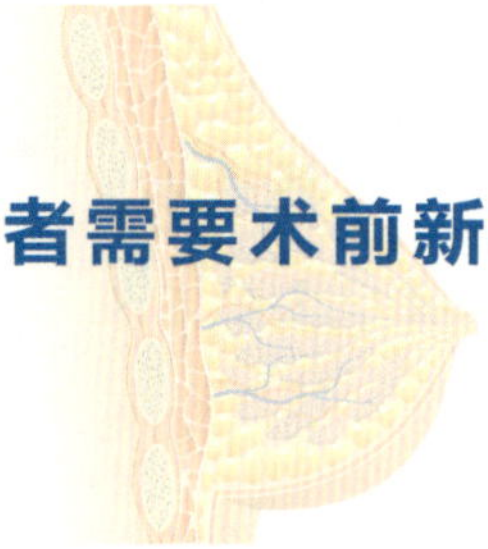

# 十、哪些患者需要术前新辅助化疗

## ◎ 什么是新辅助化疗

新辅助治疗的定义为未发现远处转移的乳腺癌患者，在计划中的手术治疗或手术加放疗的局部治疗前，以全身系统性治疗作为乳腺癌的第一步治疗。新辅助化疗是一种在手术前使用化学药物治疗的方法，主要目标包括将不能手术乳腺癌降期为能手术乳腺癌，将不能保乳的乳腺癌降期为能保乳的乳腺癌，以及获得体内药敏反应的相关信息，从而指导后续治疗以期改善患者预后。

## ◎ 哪些患者需要新辅助化疗

一般来说，需要接受辅助化疗的患者，并存在以下的情况，才考虑新辅助化疗。

### ① 大肿瘤

如果你的乳腺原发肿瘤较大（通常指＞2cm），新辅助化疗可以帮助缩小肿瘤的体积。这样可以减少手术时需要切除的组织量，有助于保留更多的健康组织。

### ② 淋巴结受累

乳腺癌常常会扩散到淋巴结。如果淋巴结受累，新辅助化疗可以提早控制癌细胞的扩散，减少手术后的复发风险，还可以通过降期缩小淋巴结切除的范围。

### ③ 特定的肿瘤类型

不同类型和分级的乳腺癌可能需要不同的治疗策略。例如，具有一定肿瘤负荷的 HER2 阳性或三阴性乳腺癌，通过新辅助化疗，可以获得药物在体内药敏信息，从而指导后续治疗的，对于疗效好的肿瘤，就不需要进一步强化治疗了；而对于疗效不好的肿瘤，则需要给予进一步的强化治疗。

## ◎ 新辅助化疗的注意事项

需要明确新辅助化疗的目的，是为了肿瘤降期以利于手术，变不能手术为能手术，变不能保乳为能保乳，或者获得体内药物敏感性的相关信息，明确新辅助治疗的目的有利于更好地配合医生完成治疗。

一部分患者（＜5%）在新辅助治疗的过程中可能出现病情的进展，甚至丧失接受手术治疗的机会。患者每个周期行临床查体评估，每 2 个疗程要进行 1 次影像学评估，以监测治疗反应。部分乳腺癌对新辅助治疗初始治疗方案不敏感，2 个周期化疗后肿瘤无变化或反而增大时，应根据实际情况考虑是否需要更换化疗方案或采用其他疗法。

接受有效的新辅助治疗之后，即便临床上肿瘤完全消失，也必须接受既定的后续治疗，包括手术治疗，并根据手术前后病理学检查结果决定进一步辅助治疗的方案。

## 温馨提示

应综合考虑患者的需求、肿瘤的特征和治疗目标，决定是否接受新辅助化疗时。新辅助化疗的目的是提高手术的成功率，降低复发的风险。或者获得肿瘤药敏信心而实现更个体化治疗。尽管可能会带来一些挑战，但新辅助化疗能为患者带来更好的治疗结局。

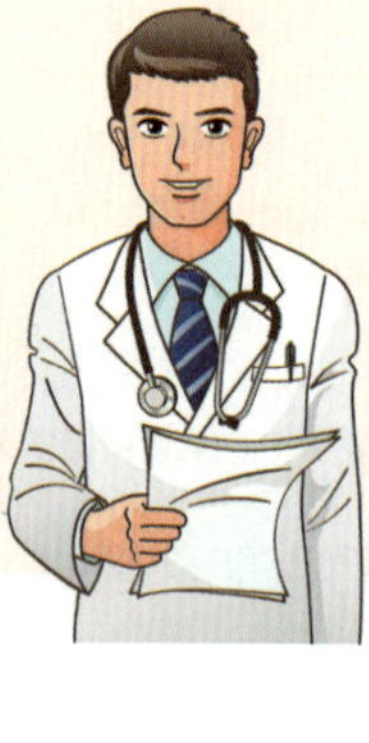

# 十一、术前新辅助化疗前的准备

新辅助化疗越来越成为乳腺癌一个重要的治疗模式。在接受新辅助化疗之前，有一些准备工作需要进行，以确保新辅助化疗能顺利进行。

- 肿瘤病灶的测量体检和记录：精确测量乳腺所有原发灶最长径和腋窝淋巴结的短径。并记录在病历中，便于后续的疗效评价。

- 基线的影像学评估：最常见的超声和乳腺钼靶检查是不可或缺的。乳腺 MRI 准确率可达 84%，接受新辅助化疗的患者，应常规进行乳腺 MRI 检查，尤其是需降期保乳的患者。这些影像学资料作为基线资料，可以和后续复查的结果进行对比。

- 血常规、肝肾功能、心电图、胸部 CT（平扫或增强）及肝脏超声检查：局部晚期乳腺癌或炎性乳腺癌患者建议加做全身骨扫描；必要时还需要进行颅脑评估或 PET-CT 等检查。使用某些化疗或靶向治疗药物还需要心脏超声检测。

- 治疗前必须对乳腺原发灶行空芯针活检或真空辅助活检，对同侧腋窝淋巴结转移的，也应进行淋巴结的细针穿刺或空心针穿刺，明确组织学诊断及免疫组织化学检查。
- 育龄女性应确认妊娠试验阴性并嘱避孕。
- 年轻患者的生育咨询和生育保护。
- 签署抗肿瘤治疗知情同意书。
- 对患者原发灶的范围采用超声引导下放置金属标记物或表皮文身的方式进行标识，为确定手术范围提供信息。

**温馨提示**

在接受新辅助化疗之前，做好充分的准备，包括相关检查、肿瘤定位、个人准备等，以确保治疗能顺利进行，为后续的治疗奠定好基础。

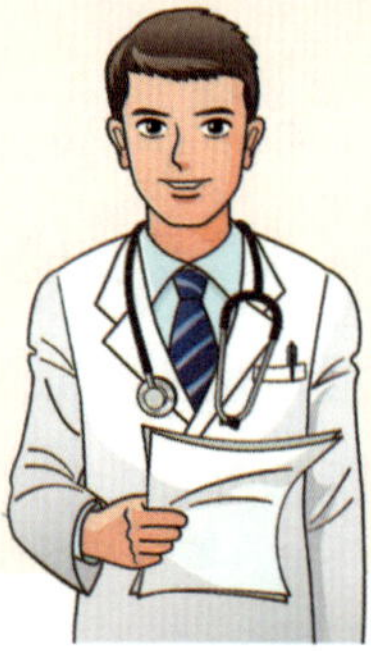

# 十二、为什么要安装输液港

乳腺癌患者可能需要接受比较长时间的静脉输液，就需要一个帮助你完成治疗的重要工具——输液港。输液港可以在你的身体内建立一个安全的通道，用于输液、抽取血液和其他治疗操作，以避免反复静脉穿刺、化疗药物对外周血管刺激，减轻治疗过程中的疼痛不适。

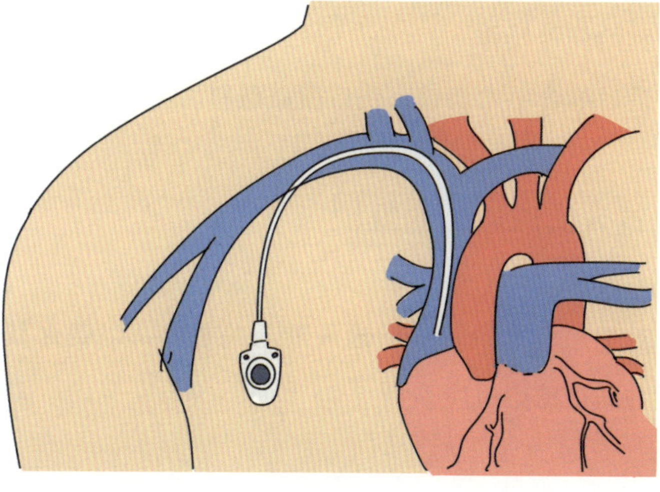

输液港示意

## ◎ 输液港的安装

虽然输液港的安装是一个外科手术，但它通常是一个相对安全和常规的过程，手术通常在局部麻醉下进行。

医生会在胸部或锁骨下区域局部麻醉后，做一个小的手术切口。

通过手术切口插入导管并穿过大血管，最终进入一个中心静脉，通常是上腔静脉。

使用 X 线或超声来确保导管准确定位在中央静脉中正确的位置，然后将置入的导管与港体相连接，港体安放于皮下。

以便医生或护士可以轻松地通过港体进行输液、抽取血液和给药等操作。

最后缝合手术切口，伤口覆盖敷料。

## ◎ 置入输液港后的维护

对于患者来说，维护输液港至关重要，以确保其正常功能并减少感染风险。

## ① 保持清洁

每天都要保持输液港周围的皮肤干净和干燥。用温和的肥皂和水轻轻清洗，然后用干净的毛巾轻拭干燥。避免使用刺激性的化学品或香皂。

## ② 定期冲管

输液港需要定期冲洗以防止导管堵塞，这通常由医疗专业人员进行（一些患者在学习后可自己进行）。一般每个月冲管 1 次。

## ③ 避免外力

避免输液港区域受到外力撞击或挤压。穿着松身的衣物可以帮助保护输液港不受摩擦或挤压。

## ④ 不要游泳

避免在输液港未覆盖的情况下游泳，因为水中可能存在细菌和其他污染物，增加感染的风险。

## ⑤ 定期检查

定期让医生或护士检查输液港，确保其没有出现问题或发生感染。如果你发现任何异常，如红肿、疼痛、肿块或渗出物，应尽快通知医疗团队。

## 6 使用适当的注射器和针头

当使用输液港时，确保使用适当的注射器和针头，即无损伤针。

## 7 注意感染迹象

定期检查输液港周围的皮肤，如果发现红肿、疼痛、渗出物、发热或寒战等感染迹象，立即联系医疗团队。

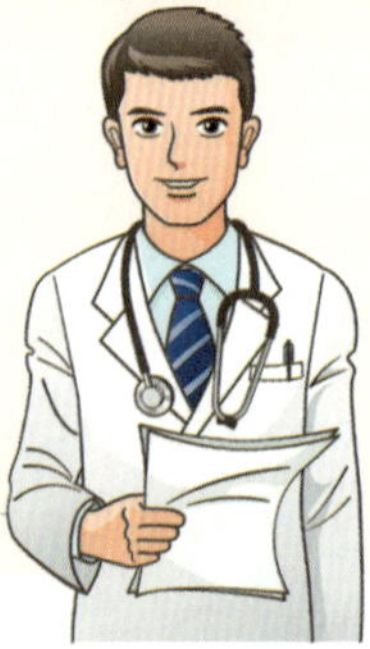

### 温馨提示

对于乳腺癌患者来说，输液港是一个重要的静脉治疗工具，可以提高治疗的安全性、减少不适感、降低并发症风险，同时帮助患者更好地管理治疗过程。

# 十三、乳腺癌的化疗要做多久

经常有患者询问，化疗要做多长时间？我害怕化疗的不良反应，能不能少打几次？其实，化疗要不要做？需要做几个周期？每个周期间隔多长时间？是根据长期的临床研究和临床实践得出的结论决定的。

## ◎ 是否需要化疗及化疗的周期数

### ① 不需要化疗

部分早期乳腺癌，如导管原位癌，部分Ⅰ、Ⅱ期激素受体阳性型的乳腺癌，其发生肿瘤转移的概率很低，只需要进行手术、内分泌治疗就可以了，不需要辅助化疗。

### ② 辅助化疗

大部分乳腺癌需要术后进行辅助化疗，以杀灭手术无法清除的微小病灶。不同癌症的辅助化疗周期也不尽相同，一般需要接受4～8个周期的化疗。

### ③ 新辅助化疗

指在手术或放疗前进行的化疗，可以看作肿瘤细胞减量治疗，目的是让肿块缩小，以利于后续的手术、放疗等，使肿瘤能被消灭得更干净，降低复发率。一般也是4～8个周期。

### ④ 解救化疗和维持化疗

晚期乳腺癌的解救化疗需要较长时间，如果患者的不良反应轻，对生活治疗影响较小，可以长期坚持。部分患者在完成6～8周期的初始化疗方案，病情稳定的，可以选择不良反应低、服用方便药物进行维持治疗。

## ◎ 每个化疗周期需要多长时间

每个周期的化疗之间为什么要间隔一段时间呢?

每一次化疗只能杀灭一定比例的癌细胞，同时损伤人体部分正常细胞。化疗后正常细胞需要时间恢复，但剩余的肿瘤细胞也会再次生长，所以当身体恢复到可以接受下一次化疗的程度时，就需要开始下一个周期的化疗，以最大限度地杀伤肿瘤细胞。

通常情况下，第 1 周用于化疗给药，第 2 周化疗药物的不良反应会达到顶点，需要严密监测，第 3 周人体对化疗的损伤进行修复。乳腺癌的化疗方案通常 3 周 1 次。

对于增殖较快的肿瘤（如三阴性乳腺癌），如果患者的体质较好，对化疗损伤恢复较快，可以采用 2 周 1 次的剂量密集型化疗，以提高治疗效果。

在使用紫杉醇时，可以把药物剂量分成 3 份，每次 1 份连续使用，也属于剂量密集型化疗的一种方式，常常被患者称为“小化疗”。

我们来计算一下总的化疗用时，辅助化疗或新辅助化疗总时间是 4～6 个月。晚期的解救治疗根据患者的具体情况不同而不同。

**温馨提示**

乳腺癌化疗周期和时长根据不同病理类型、不同分子亚型、不同治疗阶段而有所差别，辅助或新辅助化疗通常是 4～8 个周期，一般是 3 周方案，部分是 2 周或 1 周方案，不要随意增减！

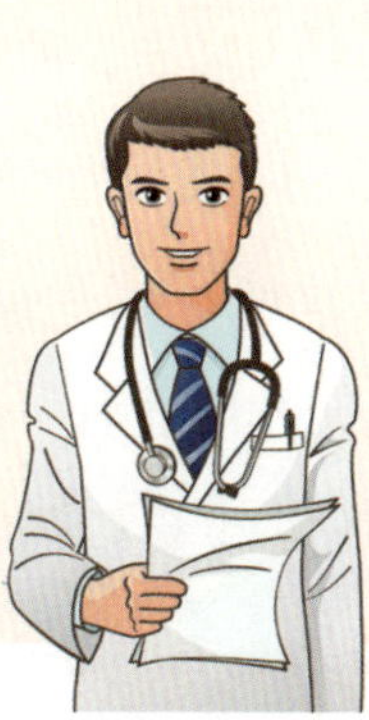

# 十四、联合化疗和剂量密集方案效果

乳腺癌起源于乳腺，但是癌细胞可以通过血液、淋巴循环在体内移动。化疗就是为了杀灭那些离开原发病灶的癌细胞。患者需要哪个联合化疗方案，以及是否采用剂量密集型的化疗方案，是由肿瘤的恶性程度、分子分型及患者对化疗的耐受性决定。

## ◎ 为何要采用几种药物的联合方案

乳腺癌是由多个亚克隆的癌细胞组成，有些癌细胞对某种药物比较敏感，有些则不敏感。联合应用 2～3 种化疗药物，可以通过更多途径去杀灭癌细胞，提高治疗效果。制订联合化疗方案时，要兼顾药物的不良反应不相互重叠、作用机制不同和作用的癌细胞增殖周期不同的原则。经过数十年的临床研究证实，环磷酰胺、蒽环类和紫杉药物的组合是乳腺癌辅助化疗最有效的方案，如果是 HER2 阳性，化疗需联合抗 HER2 靶向治疗药物曲妥珠单抗和帕妥珠单抗。术后辅助化疗方案推荐如表 3。

**表 3　化疗方案**

| 分　型 | 分　层 | 推荐化疗方案 |
| --- | --- | --- |
| HER2 阳性 | 淋巴结阴性 | • TCH（多西他赛、环磷酰胺、曲妥珠单抗）<br>• TH（紫杉醇、曲妥珠单抗） |
| | 淋巴结阴性伴高危 | • AC-TH（蒽环类药物、环磷酰胺序贯紫杉药物、曲妥珠单抗）<br>• TCbH（多西他赛、卡铂、曲妥珠单抗） |
| | 淋巴结阳性 | • AC-THP（蒽环类药物、环磷酰胺序贯紫杉药物、曲妥珠单抗、帕妥珠单抗）<br>• TCbHP（多西他赛、卡铂、曲妥珠单抗、帕妥珠单抗） |
| 三阴性 | 淋巴结阳性或肿瘤＞2cm | • AC-T（蒽环类药物、环磷酰胺序贯紫杉药物）<br>• ddAC-ddT（剂量密集的蒽环类药物、环磷酰胺序贯紫衫药物） |
| | 淋巴结阴性且肿瘤≤2cm | • TC（多西他赛、环磷酰胺）<br>• AC（蒽环类药物、环磷酰胺） |
| HR 阳性 | 高复发风险 | • EC-T（蒽环类药物、环磷酰胺序贯紫杉药物）<br>• ddAC-ddT（剂量密集的蒽环类药物、环磷酰胺序贯紫杉药物） |
| | 中低复发风险 | TC（多西他赛、环磷酰胺） |

## ◎ 剂量密集方案的优势

研究显示，化疗杀灭部分肿瘤细胞后，剩余的肿瘤在化疗间期快速增殖。缩短化疗间歇期，比增加剂量更有效，可以减少肿瘤细胞发生耐药的机会。

紫杉类剂量密集方案是乳腺癌术后辅助化疗领域的研究热点。对乳腺癌的辅助治疗，3 周 1 次化疗方案称为常规方案，2 周 1 次或每周 1 次的方案被称为剂量密集方案。

2019 年,《柳叶刀》杂志上刊登了早期乳腺癌临床试验协作组（EBCTCG）一项纳入 26 个临床试验涉及 37 298 例患者关于剂量密集方案的 Meta 分析，其中含紫杉类药物剂量密集（2 周 1 次）方案较标准（3 周 1 次）方案能够显著降低患者的复发转移率，从 28.3% 下降到 24.0%，10 年绝对获益率为 4.3%。患者死亡风险也显著下降，从 19.6% 下降到 16.8%，10 年绝对获益率为 2.8%。

《NCCN 乳腺癌临床实践指南》对 HER2 阴性的乳腺癌辅助或新辅助化疗的推荐的首选方案为剂量密集型 AC（多柔比星和环磷酰胺）序贯紫杉醇 2 周方案治疗或剂量密集 AC，随后序贯紫杉醇每周方案治疗。

因此，对三阴性乳腺癌、高危乳腺癌，尤其是年轻、对化疗耐受性好患者，推荐剂量密集型的化疗。没有特殊情况，不建议推迟化疗周期。

**温馨提示**

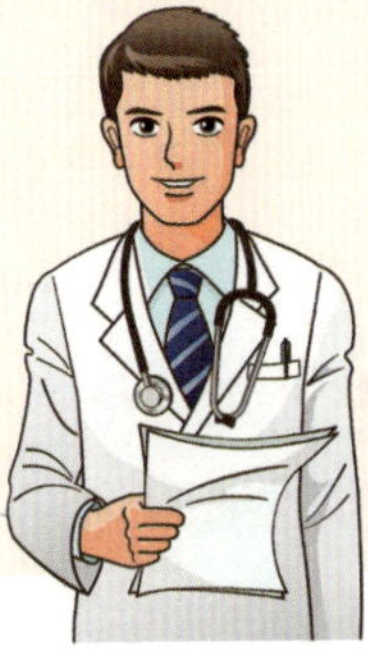

早期乳腺癌通常采用联合化疗方案，化疗方案包括药物、剂量、周期数和间隔时间。乳腺癌辅助化疗中，剂量密集的 2 周方案显示出比常规 3 周方案更好的疗效。

# 十五、靶向药是否为特效药

所谓“靶向治疗”（targeted therapies），就是针对已经明确的致癌靶点或分子靶标，通过药物或其他手段对其阻断从而阻止肿瘤的发生、生长和扩散，将癌细胞像开关一样关掉。

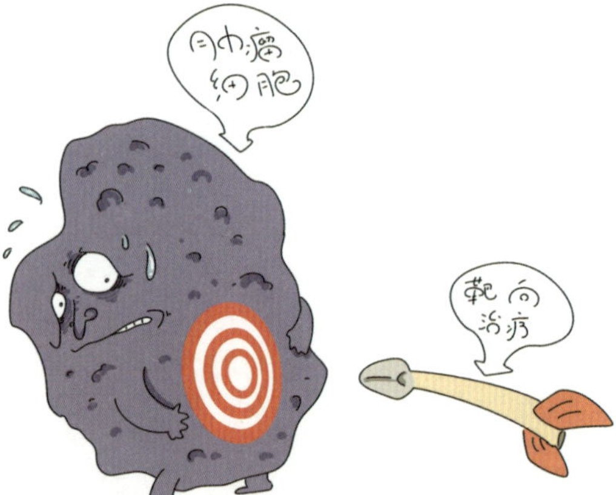


靶向治疗示意

## ◎ 靶向治疗的优势

很多情况下，靶向药物可以看作一种“特效药”。但其有效性仅限于具有相应靶点的肿瘤。如果没有这个“靶”，靶向药便成了无的之矢。

相比于传统的化疗，靶向治疗具有正常细胞损伤小、治疗反应轻且疗效理想的优点。

但使用靶向药物并非毫无风险的，因为他也会针对含有同样靶点的部分正常细胞造成杀伤。不同靶向药物诱导的不良反应有所不同，如乏力、皮疹、腹泻、心功能下降等。

## ◎ 抗HER2靶向药物

1984 年，麻省理工学院 Robert Weinberg 团队从老鼠神经母细胞瘤中分离出了一种致癌基因，并将其命名为 neu 基因。此后 Genetech 科学家 Axel Ullrich 研究小组很快找到了 neu 基因的人类同源基因，于是把新发现的基因称为 HER2。HER2 即为人表皮生长因子受体 2，是与乳腺癌预后密切相关的癌基因，20%～30% 的乳腺癌中可检测到 HER2 基因的异常，这些患者的复发转移和死亡率都比较其他亚型乳腺癌要高。1988—1996年，Dennis J. Slamon教授研制出针对HER2靶点的曲妥珠单抗药物，打破了既往晚期乳腺癌患者总生存期（OS）不超过30个月的魔咒。随后在早期乳腺癌的治疗中显著提高了患者的远期生存率。曲妥珠单抗于1998年美国上市，2002年引进我国，挽救了无数患者的生命。

除曲妥珠单抗之外，目前针对HER2靶点其他有效药物也陆续或即将上市，如单克隆抗体帕妥珠单抗；针对HER2蛋白细胞内亚基的小分子靶向药物酪氨酸激酶抑制药（TKI），如拉帕替尼、奈拉替尼、吡咯替尼、图卡替尼；抗体-药物耦联（antibody-drug conjugate，ADC）药物恩美曲妥珠单抗（Ado-trastuzumab Emtansine，T-DM1）、德曲妥珠单抗（Trastuzumab-Deruxtecan，T-Dxd）。

## ◎ 抗HER2治疗的单靶和双靶

临床中，一些患者常因为需要使用2种抗HER2靶向药物而疑惑不解。这种叠加是“重复治疗”吗？

其实不同抗HER2靶向药物对HER2基因抑制的机制不尽相同，这也是联合治疗的理论基础。HER家族有“四个兄弟”，HER1～HER4，曲妥珠单抗可以阻止HER2不再造次，但无法阻止其他成员的结合，这也导致了曲妥珠单抗的耐药。此外，另一个单克隆抗体帕妥珠单抗的作用机制与曲妥珠单抗互补，它可以阻止 HER2 与其他成员的结合。但抗 HER2 药物和 TKI 药物，因为其分子小，所以可以灵巧地进入单克隆抗体无法到达的肿瘤细胞内发挥作用。双靶的联用可以更好地克服 HER2 的耐药，给患者带来生存获益。

双靶的联合适用于 HER2 乳腺癌治疗中的每个环节，尤其需迅速控制肿瘤的阶段。

NeoSphere 和 CLEOPATRA 研究分别证实了曲妥珠单抗与帕妥珠单抗的联合在 HER2 阳性乳腺癌术前新辅助治疗和晚期解救治疗中“1+1＞2”的抗肿瘤效果。之后，APHINITY 研究评估了曲帕双靶在术后辅助治疗中的意义，二者联合辅助治疗可以使患者复发或死亡风险降低 25%。因此，2018 年起指南推荐即使在术后辅助阶段，具备高危因素的 HER2 阳性乳腺癌患者同样推荐接受曲妥珠单抗、帕妥珠单抗的双靶治疗。

## ◎ CDK4/CDK6抑制药

内分泌治疗是激素受体阳性( HR+ )乳腺癌的标准治疗。

然而，近 20 年来，HR+ 转移性乳腺癌的内分泌治疗并未取得突破性进展。直至 CDK4/CDK6 抑制药的问世将 HR+ 乳腺癌带入靶向联合内分泌治疗时代。

CDK，中文全称为细胞周期蛋白依赖性激酶。顾名思义，它是细胞周而复始增殖所需要的一种“助燃剂”，而其中 CDK4 和 CDK6 被认为与细胞的周期生长更为相关。尤其是在激素受体阳性乳腺癌中，当 CDK4/CDK6 过度表达时，细胞增殖将会失控。

多年来，科学家们一直致力于开发一种安全有效的 CDK 抑制药，却因生物毒性强或抑制不够精准等原因以失败而告终。2004 年，第三代 CDK4/CDK6 抑制药 Palbociclib 通过 PALOMA 系列研究证实与来曲唑联合显著延长 HR+ 晚期乳腺癌患者 10 个月的无进展生存期。该

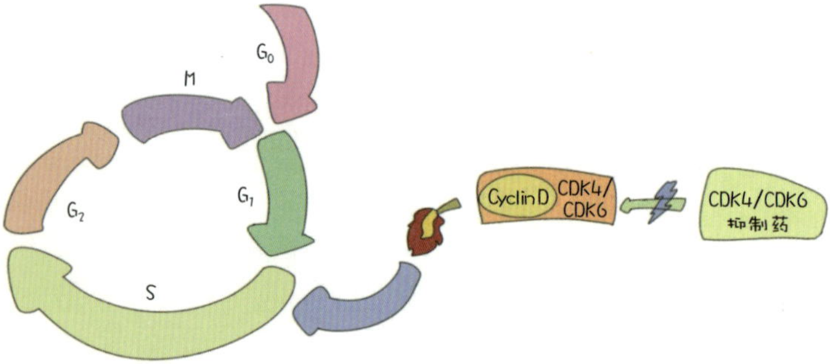


CDK4/CDK6 抑制药示意

药物在 2011 年获得了美国食品药品管理局（FDA）的批准，用于治疗激素受体阳性（HR+）乳腺癌。目前已上市的 CDK4/CDK6 抑制药有 4 种，分别是 Palbociclib（哌柏西利）、Ribociclib（瑞波西利）、Abemaciclib（阿贝西利），以及我国自主研发的达尔西利。

## ◎ 风靡的HER2 ADC药物

2013 年，一个“生物导弹”引爆了 HER2 阳性乳腺癌的治疗领域——抗体 - 药物耦联（ADC）药物。此类药物是由靶向作用的单克隆抗体和具有细胞毒性作用的化学药物连接而成的新型抗肿瘤靶向药物。目前国内已上市的包括：恩美曲妥珠单抗（T-DM1）与德曲妥珠单抗（T-Dxd）。

T-DM1 是由抗 HER2 靶向药物曲妥珠单克隆抗体与抑制微管聚集的化疗药物美坦新（DM1）通过非还原性硫醚接头连接而成。它是最早研发的抗 HER2 的 ADC 药物，也是我国首个上市的针对乳腺癌的 ADC 药物，该药用于 HER2 阳性乳腺癌二线及辅助强化治疗。

T-Dxd 与 T-DM1 相比较，具有不同的小分子毒性药物和连接工具。其由曲妥珠单克隆抗体和新型拓扑异构酶抑制药喜树碱类衍生物（Dxd）通过可裂解的肽接头连接组成。

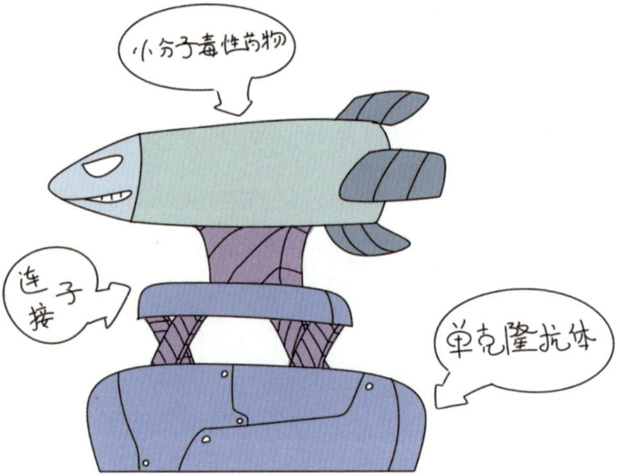


ADC 药物示意

容易穿过细胞膜，具有旁观者效应：对邻近的 HER2 阴性的癌细胞也有杀伤作用。根据 DESTINY-Breast 系列研究经过多线治疗后的 HER2 阳性或 HER2 低表达的乳腺癌对 T-Dxd 均有很好的临床应答。

## ◎ 戈沙妥珠单抗，Trop-2导向的ADC药物

三阴性乳腺癌的传统治疗仅为化疗。单一的治疗手段及恶性程度高的生物学性质使其成为预后不良的类型。但近几年来，ADC 药物的开发和更多成熟的免疫药物临床研究的开展，拓宽了三阴性乳腺癌的治疗之路。

Trop-2 受体在癌细胞上广泛表达，在三阴性乳腺癌中的表达率超过 90%。戈沙妥珠单抗是一种 Trop-2 导向的抗体和拓扑异构酶抑制药相耦联的 ADC 药物，适用于不可切除的局部晚期或转移性三阴性乳腺癌。

**温馨提示**

靶向药物是针对有特异靶点癌症的“特效药”。临床中常将靶向药物与化疗或内分泌药物联合使用，这可以降低药物的耐药性、提高总体治疗效果。ADC 药物作为一种新型的“生物导弹”，单独应用于乳腺癌获得了令人惊喜的疗效。

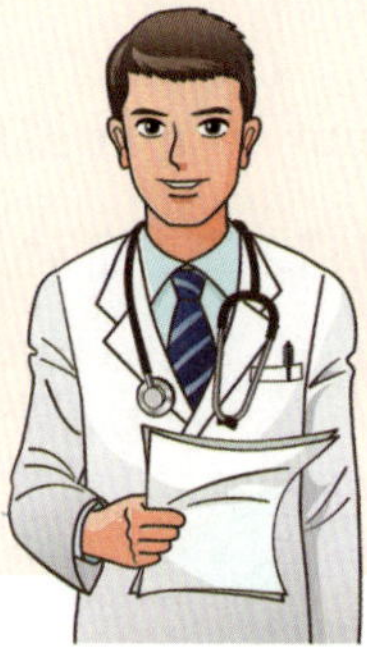

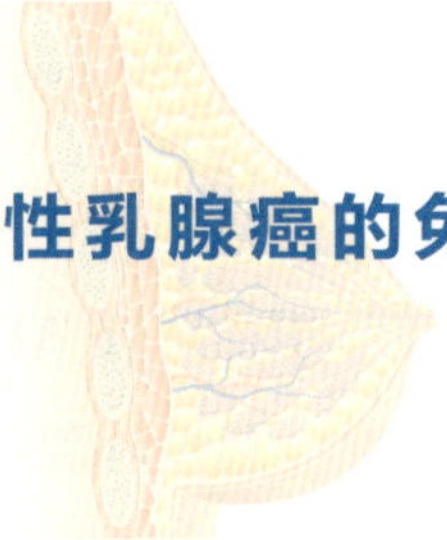

# 十六、三阴性乳腺癌的免疫治疗

## ◎ 免疫治疗与PD-1/PD-L1

2015 年，90 岁高龄的美国前总统 Jimmy Carter 被证实患上恶性黑色素瘤，并已发生肝转移、脑转移。面对如此严重的病情，通过接受免疫治疗，仅 4 个月时间，他大脑中的转移灶消失了！ Carter 用他与“癌中之王”黑色素瘤抗争的传奇故事让人们认识到了免疫治疗的疗效和无限可能，给无数困扰中的患者带来了新希望！那么，何为免疫治疗呢？

肿瘤细胞就是人体内的一些异常细胞。正常情况下，人体内的免疫系统可以识别并清除这些异常细胞。但肿瘤细胞非常聪明，可以逃避免疫识别。通过激活机体免疫功能杀灭癌细胞的治疗方法就是免疫治疗。为了逃避免疫杀伤，癌细胞会采用不同策略，譬如套上“马甲”伪装起来，使其不被免疫系统发现而躲避杀伤。这个“马甲”就是肿瘤细胞表面的 PD-L1。

免疫细胞表面有一种蛋白叫 PD-1，它能通过结合正常细胞分泌出来的物质对其进行识别，从而不对其进行攻击。但是癌细胞分泌出的 PD-L1 蛋白同样可以与 PD-1 结合，使得免疫细胞误以为其为正常细胞而不予以追捕。因此，如果能阻止 PD-L1 与 PD-1 的结合就能避免免疫系统对癌细胞的忽视。抗 PD-1 或 PD-L1 的抗体就能阻止 PD-L1 与 PD-1 的结合而激活机体抗肿瘤免疫反应，成为免疫治疗的新宠儿。

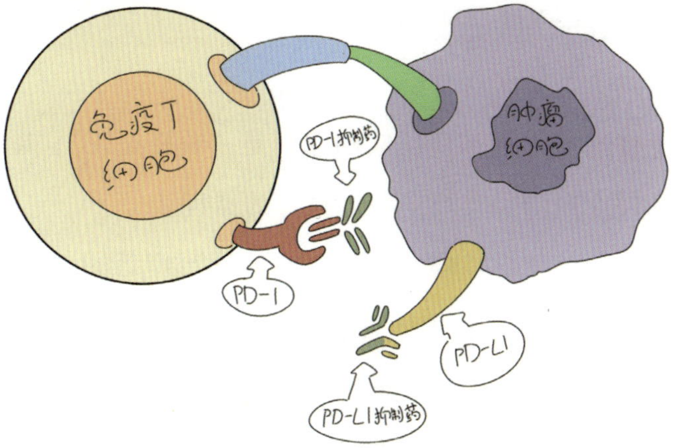


免疫治疗：PD-1/PD-L1 抑制药机制示意

## ◎ 免疫治疗适用的患者

三阴性乳腺癌细胞中 PD-L1 蛋白表达水平更高、肿瘤突变负荷（TMB）更高、肿瘤浸润淋巴细胞（TIL）更多，因此目前免疫治疗更多针对三阴性乳腺癌。免疫检查点抑制剂单药治疗的有效率低，临床上多与化疗药物联合使用。

目前 FDA 批准：帕博利珠单抗（PD-1 抑制药）联合化疗用于高风险三阴性乳腺癌的新辅助治疗，后续单药用于辅助治疗；帕博利珠单抗联合化疗用于 PD-L1 表达（CPS≥10）的局部复发或转移性三阴性乳腺癌的一线治疗。

## ◎ 免疫治疗的不良反应

免疫治疗出现不良反应的原因是“矫枉过正”，即免疫系统的过度激活，会攻击我们自身的器官。

免疫相关不良反应大多出现在开始治疗后的 3 个月内，可能累及任何系统。不同种类的药物不良反应的发生谱也不相同。PD-1/PD-L1 抑制药常见的不良反应集中于：皮肤、消化道、呼吸道、肌肉和骨骼、内分泌系统、肝脏及肾脏。这些反应大多为可逆转的。因此，在治疗前及治疗期间，我们需要关注患者的临床症状，定期监测以上各主流的相关指标，若出现异常及时停药、处理。

## 温馨提示

免疫治疗是帮助免疫系统更好地识别肿瘤细胞，对其进行杀伤，为肿瘤的治疗带来了革命性突破，有效延长了肿瘤患者的生存期。PD-1 抗体帕博利珠单抗联合化疗获批用于高风险三阴性乳腺癌的新辅助治疗，以及用于 PD-L1 表达阳性（CPS≥10）的局部复发或转移性三阴性乳腺癌的一线治疗。

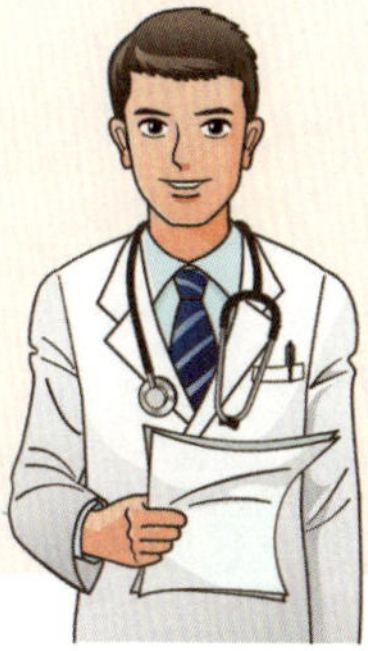

# 十七、为何要做术后化疗

术后化疗又称为辅助化疗。有些人会问：“我手术切得很干净，还需要做化疗吗？”

## ◎ 为何要做术后化疗

一些人会认为化疗没有用，还浪费钱，不如不做。还有部分患者会因为对化疗不良反应的恐惧而拒绝化疗，觉得不化疗的时候还好受一点，化疗后反而都是毛病。

事实上，术后辅助化疗是乳腺癌的标准治疗方式之一，其目的是杀灭看不见的微转移病灶，减少复发或转移，延长生存期。研究表明，术后辅助化疗可以降低 1/3 的乳腺癌复发风险。乳腺癌的辅助化疗通常用于早期或局部晚期乳腺癌患者。

由于术后辅助化疗的有效性，目前仍不能被其他治疗方法取代。

## ◎ 哪些情况下可以豁免化疗

并不是所有乳腺癌患者都需要使用化疗，那么哪些患者不需要术后做化疗呢？

- 非浸润性癌，即原位癌患者不需要化疗。原位癌是指发生于导管或小叶局部而未发生浸润的恶性肿瘤，原则上没有转移侵袭复发能力，因此不需要化疗。
- 浸润性癌，但肿瘤同时具备以下特性。肿瘤体积小（最大径≤2cm）、组织学分级 1 级，没有淋巴结转移、无脉管瘤栓、激素受体阳性、HER2 阴性、Ki-67 低表达。
- 肿瘤最大径≤5cm、淋巴结无转移、HER2 阴性、激素受体阳性，多基因（21 基因或 70 基因）检测低风险者。
- 年老体弱、无法耐受化疗者。

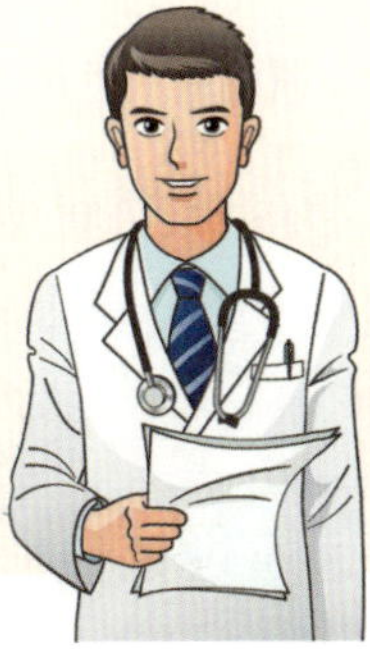

**温馨提示**

术后辅助化疗可以显著降低乳腺癌复发风险，但不是所有患者都需要的，应则根据乳腺癌的分期、分子亚型和患者的身体状况进行合理选择。

# 十八、化疗后可怕的脱发及应对措施

化疗是把双刃剑，它在杀死癌细胞的同时也会侵犯我们的正常细胞，那些增殖速度较快的细胞，如毛囊细胞等容易受到损伤，因此而出现脱发等不良反应。

化疗期间的脱发易给患者带来心理压力，感到“惶惶不可终日”，其实化疗引起的脱发并非永久性，通常在化疗结束后会逐渐恢复，一般停药后 1～2 个月重新长出，6～12 个月后恢复至以前一样。我们可以通过佩戴假发、包裹头巾、帽子达到美观的效果。可以尝试使用头皮冷却法，即化疗时通过戴冰帽等使头皮保持低温状态，从而使头皮血管收缩，减少药物到达毛囊的浓度；使用中性或弱酸性洗发用品，不要用过热水洗头、头发自然风干、使用软梳子梳头、促进头皮血液循环；剪短发可方便整理和清洗；科学膳食，食用富含 B 族维生素和蛋白质的食物，如鸡蛋、牛奶、新鲜蔬菜水果等。

总之，化疗期间的脱发是暂时性的，通过佩戴假发、帽子，保持美观，注意头皮护理和健康饮食，保持乐观心态等方式缓解。

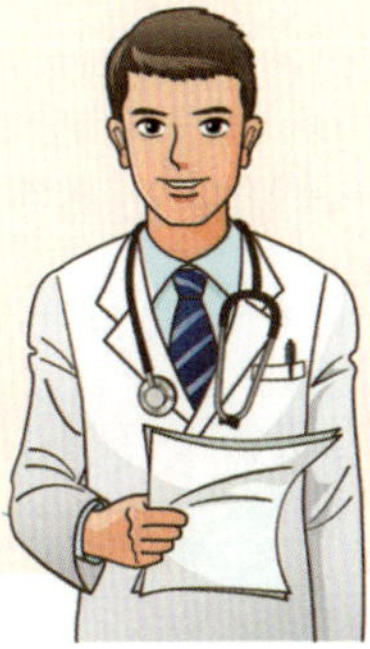

**温馨提示**

化疗后的脱发易对乳腺癌患者造成较大的心理压力，但脱发是暂时的，保持良好心态、注意头皮护理、积极配合治疗才是重要的。

# 十九、化疗期间如何保护白细胞

骨髓是人体的造血工厂，化疗会干预骨髓的造血功能，出现骨髓功能的抑制，让骨髓工厂产量下降，从而导致血细胞下降。其中白细胞是下降最早也是最快的。在化疗期间应每周复查 1～2 次血常规，检测白细胞与中性粒细胞水平。

## ◎ 饮食

化疗期间建议吃富含蛋白质、维生素及含铁类食物。蛋白质是人体生长发育的重要物质，且为白细胞合成的必需原料。鸡肉、鸡蛋、猪瘦肉、豆腐等均为富含蛋白质的食物。含维生素的食物有助于促进机体的新陈代谢、增强体质，包括菠菜、西红柿、猕猴桃等。摄入含铁的食物可以促进血红蛋白的生成，从而帮助补充白细胞。猪肝、鸡肝、牛肉、羊肉等均为含铁食物。

## ◎ 日常护理

当化疗期间出现白细胞下降时：在日常生活中要注意休息，避免剧烈活动；注意室内通风，保持空气新鲜；注意个人卫生，做好自身防护，减少出入人群密集的场所，外出时应当佩戴口罩；保持体温，避免受凉，保持口腔卫生及皮肤清洁，避免皮肤破损；当出现白细胞极度低下时，由于免疫功能低下，易出现感染的情况，需要预防性隔离，每日对房间进行空气消毒，甚至进入层流洁净病房进行治疗，以预防感染。

## ◎ 升白细胞药的应用

如果白细胞降低幅度小，如白细胞数值在 3.0g/L 以上，多采用口服升白细胞药。常用的口服升白细胞药有利可君片、地榆升白片等。如果白细胞持续或中至重度下降，需要皮下注射粒细胞集落刺激因子，甚至暂停化疗。

## ◎ 升白二兄弟：长效与短效的选择

临床中常提及“长效升白针”“短效升白针”，究竟有什么区别呢？其实，长效升白针（PEG-rhG-CSF）与短效升白针（rhG-CSF）两者的区别从缩写中就能一目了然，长效升白针（PEG-rhG-CSF）是将短效升白针（rhG-CSF）进行N末端聚乙二醇（PEG）化学修饰而得。

两者作用机制大致相同。但经修饰后的rhG-CSF分子量大大提高，不易被肾小球滤过，体内半衰期显著延长，增加了集落刺激因子在体内留存的时间。同时，经修饰后不被免疫系统识别清除，可根据中性粒细胞情况自我调节血药浓度，效力可达14天。短效升白针的效力只能维持48小时，两天后需要再次复查白细胞。如果白细胞计数仍然不理想，需要反复注射，直至计数升高到一定范围为止。

## ◎ 升白治疗的痛

一些患者使用“升白针”后，会出现骨痛、发热、白细胞过高等不良反应。骨痛是因为骨髓腔内白细胞大量增生压迫附近骨质，导致肌肉酸痛、骨痛、腰痛等。疼痛时间因人而异。可以采取休息、药物治疗及物理按摩等方式缓解。对乙酰氨基酚和非甾体抗炎药是预防及治疗升白治疗相关性骨痛的有效药物。

“升白针”会引起中性粒细胞一过性增高，甚至发生“中性粒细胞类白血病反应”。不必过于担心！这种反应往往会在停药后消失，粒细胞恢复期的类白血病反应通常持续1～3 周，无须特殊处理。

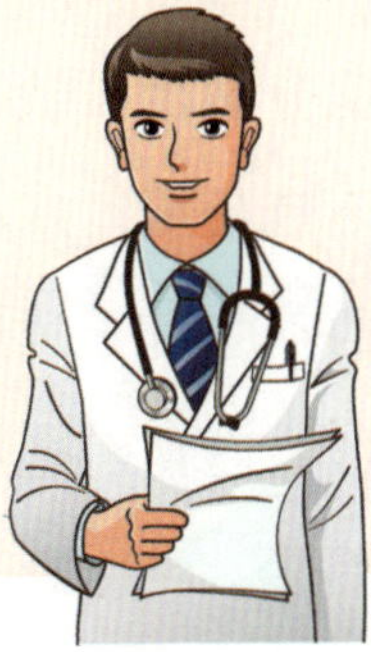

**温馨提示**

化疗导致的白细胞减少很常见，严重者会引起粒细胞缺乏性发热。要按时复查血常规，注意日常护理，必要时使用升白细胞药，保障化疗安全、按时完成。

# 二十、化疗期间的恶心呕吐

胃肠道黏膜细胞属增殖型细胞，细胞分裂生长快，对化疗药敏感，在用药数小时内即可出现不良反应。恶心呕吐是化疗最常见的早期不良反应，严重的呕吐可导致患者脱水、电解质失调、衰弱和体重减轻，影响进食而造成氮负平衡，从而降低患者对化疗药物的耐受性，可能导致患者拒绝化疗。

## ◎ 化疗引起的恶心呕吐分类

化疗引起的恶心呕吐根据发生时间和治疗效果分为急性、延迟性、预期性、暴发性和难治性恶心呕吐。急性恶心呕吐在化疗后 24 小时内出现；延迟性恶心呕吐指化疗后 24 小时至 5～7 天所发生的恶心呕吐；预期性恶心呕吐指患者既往经历了难以控制的化疗所致的恶心呕吐后，下一次化疗给药前发生的恶心呕吐，受患者心理作用与化疗相关环境因素影响，如闻到医院的味道、看到装有化疗药的输液器，以及听到“化疗”两个字；暴发性恶心呕吐是指在化疗前预防性处理后，仍然出现的需要止吐药治疗的恶心呕吐反应；难治性恶心呕吐是在以往化疗周期中止吐失败，在后续化疗周期中仍然出现的恶心呕吐。

化疗引起恶心呕吐的程度与化疗药物有关。根据引起急性呕吐的程度将化疗药分为 4 级：高致吐风险、中致吐风险、低致吐风险和轻微致吐风险。乳腺癌化疗方案中多柔比星 / 表柔比星联合环磷酰胺（AC/EC）方案属高致吐风险（＞90% 呕吐率），紫杉类药物单药方案属低致吐风险（10%～30% 呕吐率）。

## ◎ 镇吐药

临床中根据呕吐强度进行预防或治疗性镇吐处理。常用的镇吐药包括 3 种：NK-1 受体拮抗药（阿瑞匹坦、福沙匹坦等）、5- 羟色胺 3（5-HT3）受体拮抗药（昂丹司琼、格雷司琼、多拉司琼、帕洛诺司琼等）和皮质激素类。高致吐风险用上述三种药物的三联方案，中致吐风险用后两种药物的二联方案。镇吐药可在化疗前给予，且在化疗期间重复给予。对使用三联方案仍难以控制的呕吐，可加用奥氮平治疗。

## ◎ 日常护理

化疗药物引起的胃肠道反应可以调整饮食、适当活动等方式改善。

### 1 调整饮食

患者在化疗期间应多饮水，促进化疗药物代谢，减轻化疗药物引起的呕吐症状。少食多餐，注意饮食清淡，避免进食生冷、辛辣食物，以免对胃部造成刺激。给予高蛋白、富含维生素、易消化的饮食，变换品种以提高患者食欲、改善营养状况。必要时可给予经肠道内或肠道外补充营养。

### 2 适当活动，分散注意

患者可进行一些强度较低的活动以增强胃肠道蠕动，促使胃内容物向小肠蠕动减少胃内容物对胃黏膜的刺激。

## 温馨提示

化疗患者出现恶心呕吐、难以进食的情况多见，应根据使用化疗方案的致吐风险选用镇吐药。日常护理对减轻恶心呕吐反应也起到重要作用。如果不能进食，应及时做好补充水、电解质、维生素等支持治疗。

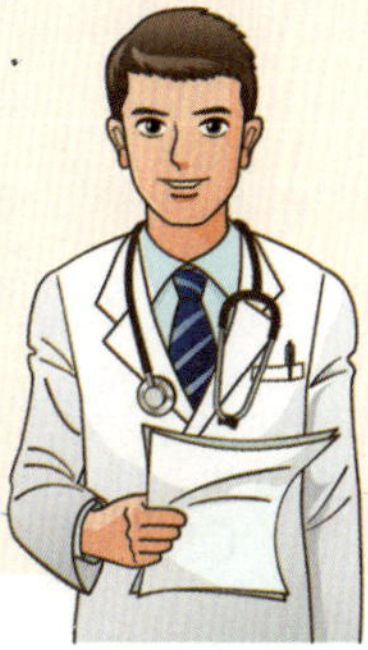

# 二十一、化疗对大脑的影响

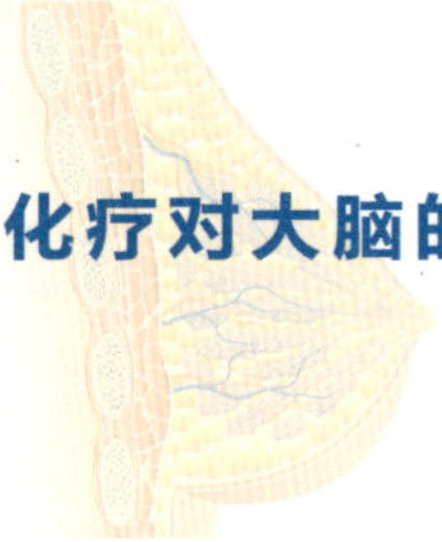

部分患者在治疗期间或治疗结束后，总抱怨在日常生活工作中会出现注意力、记忆力下降及思维变慢等情况。医学上把这种症状命名为癌症相关认知障碍（CRCI）。

## ◎“化疗脑”概述

CRCI 在乳腺癌患者中非常常见，有研究表明，13%～70% 的乳腺癌患者，会出现不同程度的认知障碍。由于这类不良反应通常出现在肿瘤患者接受化疗之后，因此，我们一般将其统称为“化疗脑”。

CRCI 体现在思维能力、记忆力和注意力几个方面，具体有下列表现：以前觉得很简单的事，现在变得比较困难，往往需要更长时间来完成记忆；常忘记要做的事情，无法集中注意力做一件事；无法进行完整的对话；经常忘记一些已经做过的小事，如关灯、锁门等；难以同时处理多项任务；难以学习新鲜事物且容易产生混淆；思维混乱、处理事务速度较慢；语言组织能力减弱；容易发生不良情绪如抑郁、焦虑、乏力、睡眠障碍等一系列伴随症状。

研究发现，“化疗脑”在化疗开始后的 6 个月内发生率逐渐上升并到达高峰。随着“化疗脑”的发生、症状的加重，会让患者或家属感到沮丧，严重影响生活质量。但随时间推移，约 45% 的患者在化疗 18 个月后这种情况会逐渐改善。

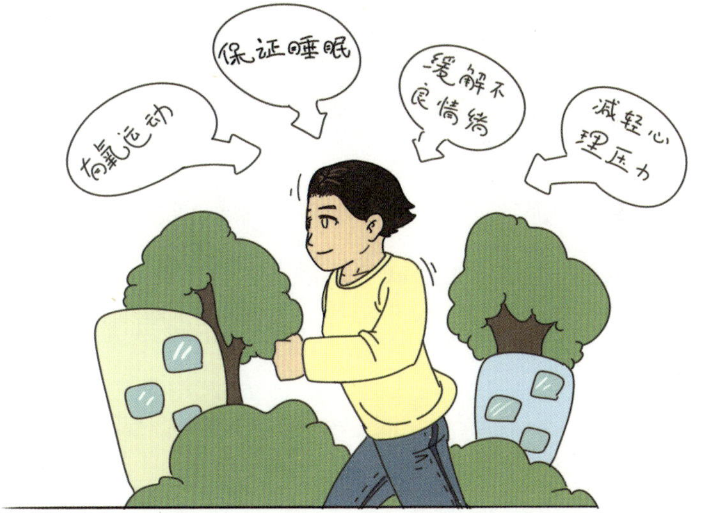


有氧运动、保证睡眠、缓解不良情绪、减轻心理压力可缓解化疗后的记忆功能受损

## ◎"化疗脑"发生的危险因素

### ① 药物和化疗周期

多种化疗药物可对神经系统产生损伤，如长春碱类、紫杉类、铂类及蛋白酶体抑制药等。而且化疗周期数越多，持续时间越长，化疗药物通过血脑屏障产生神经毒性累积，导致患者认知功能障碍愈发严重。

### ② 年龄

年龄增长可增加患者"化疗脑"的发生风险，老年人较年轻人更易出现"化疗脑"。

### ③ 分子分型

三阴性乳腺癌患者更易出现认知损害，这是由于此类型患者化疗大多采用蒽环联合紫杉为主的方案。而 HER2 阳性乳腺癌患者认知损伤相对较轻，可能与 HER2 基因对神经元有保护作用有关。

### ④ 受教育程度

研究发现，高教育水平对减少化疗后认知障碍具有保护作用，患者受教育程度越高，对化疗的认知功能的影响越小。

### 5 其他

如不良情绪、心理压力过大、睡眠差及化疗所致身体不适等。

## ◎ 如何科学应对“化疗脑”

### 1 改善身体不适

化疗不良反应带来的不适会对认知障碍产生实质性影响，患者感觉症状越严重，认知功能越差。

### 2 坚持运动锻炼

有氧运动（如八段锦、瑜伽、快走等）不仅可增加脑组织血流量和供氧量，还可促进脑源性神经营养因子（与认知能力相关神经元有关）的释放。

### 3 有效心理干预

不良情绪和心理压力都会诱发或加重“化疗脑”。研究发现，化疗后乳腺癌患者压力越大，认知功能损害越明显。

### 4 保证睡眠充足

失眠越严重的患者“化疗脑”越明显，认知障碍水平会随失眠程度的增加而增加。

## ⑤ 认知康复训练

认知康复训练的主要措施包括复述、联想、记忆能力、编故事等康复训练。这些周期性、有趣的干预手段能够提高患者的主动参与性，使患者在大脑细胞接受刺激的同时放松心情，提高处理学习与记忆的海马区兴奋性，改善患者记忆和执行能力。

### 温馨提示

积极改善化疗所致身体不适，保证规律作息和充足睡眠，每周坚持有氧运动，及时通过各种方式缓解焦虑、抑郁等不良情绪，减轻心理压力，有助于预防或改善“化疗脑”。

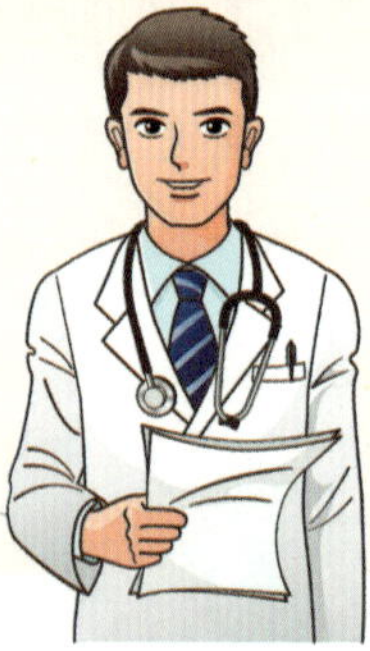

## 二十二、内分泌治疗为何可以杀死癌细胞

1896 年，一位 33 岁的乳腺癌患者找到英国外科医生乔治·比特森爵士，此时她的乳腺癌已经发生了广泛转移。比特森教授发现牧场工人通过切除奶牛的卵巢来延长奶牛的产奶期，联想到卵巢可能以某种方式影响着乳腺细胞的生长和功能，他创造性地对这位患者实施了双侧卵巢切除术。奇迹发生了！ 5 周后肿瘤明显缩小了！

此后，医生们观察到：双侧卵巢切除这个手段仅对一部分乳腺癌患者有效。那么，对哪些患者会有效？有效的原因是什么呢？直至 20 世纪中叶，美国科学家埃尔伍德·詹森发现了雌激素受体（ER），并于 1968 年证实乳腺癌细胞中存在 ER，才回答了这些问题。60%～70% 的乳腺癌是 ER 阳性，这类乳腺癌细胞的发生发展离不开雌激素，卵巢切除可以减少绝经前女性体内的雌激素，使 ER 阳性的乳腺癌细胞失去供养，达到治疗乳腺癌的目的。

病理报告单上显示的 ER 和（或）孕激素受体（PR）

阳性，即可诊断激素受体阳性乳腺癌，其中显示的百分数为这些“锁”在癌细胞中所占的比例。激素分子（“钥匙”）和激素受体（“锁”）结合，进而导致这些癌细胞开始分裂生长。我们可以通过减少“钥匙”/“锁”的数量或影响“钥匙”和“锁”相结合的方法阻止癌细胞的生长。这类方法被称为乳腺癌的内分泌治疗，通常需要长时间的用药，术后辅助治疗一般持续 5～10 年。

根据阻止雌/孕激素与受体结合方式的不同，内分泌治疗药物可分为以下几种。

## ❶ “以假乱真”的选择性生活激素调节药

选择性雌激素受体调节药（雌激素竞争性抑制药）。代表药物有他莫昔芬、托瑞米芬。这类药物的分子结构类似于雌激素，可以与乳腺癌细胞表面的激素受体结合，从而阻止体内正常雌激素和孕激素与受体的结合。如同一把错误的钥匙插进锁中，虽然可以插入锁孔，但无法转动，而正确的钥匙因为锁孔被占用无法开锁。这样，癌细胞无法接受激素的刺激，肿瘤停止生长。

## ❷ “曲线救国”的芳香化酶抑制药

芳香化酶抑制药。代表药物有来曲唑、阿那曲唑、依西美坦。芳香化酶是绝经后女性体内产生雌激素过程中必需的一种活性酶，抑制芳香化酶可以有效地减少体内雌激素的生成，起到减少“钥匙”的作用，因而减少其对癌细胞的刺激作用。

### ③ “釜底抽薪”的卵巢功能抑制药

去势药物。代表药物有戈舍瑞林、亮丙瑞林。既往我们通过对绝经前女性施行卵巢去势（手术或射线）、肾上腺切除和垂体切除来切断雌激素的来源，现在我们可以使用去势药物达到类似的作用。这类药物也是起到减少“钥匙”的作用。

### ④ “双管齐下”的雌激素受体下调药

雌激素受体下调药。代表药物有氟维司群。此类药物是在与癌细胞表面雌激素受体竞争性结合的同时降解雌激素受体。换言之，这把“钥匙”占用“锁”同时也诱使“锁”自身毁灭，起到双管齐下的作用。

内分泌治疗同样有不良反应，通常是因为雌激素水平下降所导致。例如，部分患者用药以后，会出现头晕、潮热、心慌、睡眠困难、易发脾气等更年期的症状；而雌激素的剥夺也会伴随着钙的丢失，因而出现肌肉关节疼痛等症状。他莫昔芬还会引起子宫内膜增厚和增加血栓风险。但这些不良反应都是可以防范和处理的。一部分患者会因为不良反应选择放弃治疗，将会影响内分泌治疗的效果，这是不可取的。

## 温馨提示

内分泌治疗通过减少雌激素或阻断雌激素对癌细胞的刺激作用而起到治疗作用，是个持久的过程，可能面临骨痛、出汗多、失眠等困扰，可以通过对症治疗、更换药物、调节生活方式等予以解决，但不能随意停药。

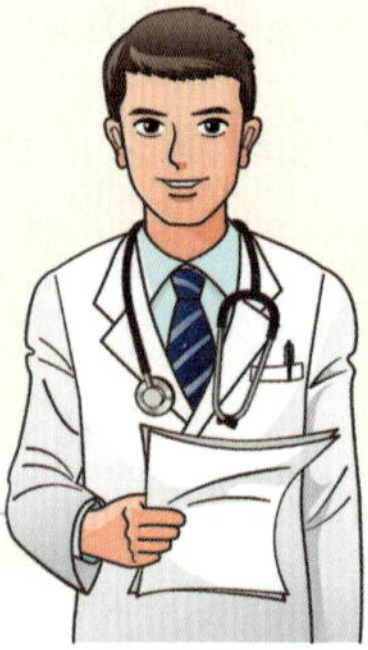

# 二十三、区分“绝经前”与“绝经后”

女性绝经前和绝经后激素来源不同。绝经前，女性体内雌激素主要来自卵巢；绝经后，卵巢失去功能，体内的雌激素来源主要由肾上腺皮质分泌的雄激素经过芳香化酶催化后产生。所以，绝经前和绝经后内分泌治疗的策略和药物是不同的。

绝经前抗雌激素药物有他莫昔芬、托瑞米芬。作用机制是通过竞争性结合雌激素受体。

在绝经前的女性中，单独使用芳香化酶抑制药进行抗雌激素治疗是无效的，因为除去基于芳香化酶催化产生的雌激素，卵巢具有强大的功能，可代偿性的产生大量雌激素。但对于中、高危激素受体阳性，尤其是 ER/PR 阳性比例＞50% 的乳腺癌患者，在卵巢功能抑制的基础上，加用芳香化酶抑制药与单纯使用他莫昔芬相比，可以降低乳腺癌的复发率，改善患者的生存。

绝经后抗雌激素药物：来曲唑、阿那曲唑、依西美坦。

作用机制是通过阻断雄激素向雌激素的转变，从而阻断雌激素的合成途径。

他莫昔芬对于绝经后乳腺癌患者同样具有作用，但其作用较芳香化酶抑制药低。

绝经状态的判断如下。

- 双侧卵巢切除术后。
- 年龄＞60 岁。
- 年龄＜60 岁，自然停经＞12 个月，在近 1 年未接受化疗、他莫昔芬、托瑞米芬或卵巢去势的情况下，促卵泡生成素（FSH）和雌二醇水平在绝经后范围内。
- 年龄≤60 岁，正在服用他莫昔芬或托瑞米芬的患者，FSH 和雌二醇水平连续两次在绝经后范围内。

## 温馨提示

内分泌治疗针对雌激素来源进行治疗。绝经前和绝经后女性雌激素来源不同，内分泌治疗应用的药物不同。在辅助治疗期间发生停经的患者并不意味着绝经，需要通过连续多次监测 FSH 和雌二醇水平，以确认患者绝经状态。

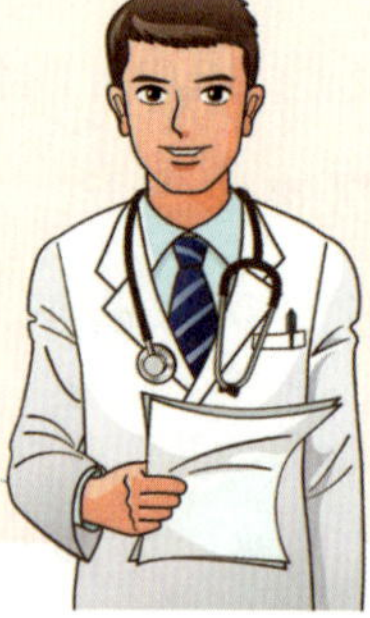

# 二十四、CDK4/CDK6 抑制药的不良反应管理

目前国内可使用的 CDK4/CDK6 抑制药包括哌柏西利、阿贝西利、瑞波西利、达尔西利。临床研究显示，相较于单用内分泌治疗药，联合上述任意一种 CDK4/CDK6 抑制药均可以降低激素受体阳性晚期乳腺癌进展风险 50% 左右。

此外，CDK4/CDK6 抑制药在早期乳腺癌术后辅助治疗中同样取得了突破性进展。在 Monarch 的研究中，阿贝西利联合内分泌治疗使高危患者获益。NATALEE 研究中，瑞波西利联合内分泌治疗使高危患者获益。

CDK4/CDK6 抑制药的不良反应表现为骨髓抑制、疲劳、腹泻，还有一些相对药物特异性的 QT 间期延长及静脉血栓栓塞等不良反应。联合内分泌治疗其不良反应并不增加，但在联合用药中要注意 CDK4/CDK6 抑制药不良反应的监测和处理。

## ◎ 骨髓抑制

主要为中性粒细胞减少，是 CDK4/CDK6 抑制药最常见的不良反应。不是将细胞杀死，而是阻止细胞的分裂，并不减少骨髓细胞总数或导致中性粒细胞前体凋亡。因此与化疗药相比，CDK4/CDK6 抑制药引起的骨髓抑制是可逆的，更温和且更易恢复，较少引起中性粒细胞减少性发热。

除中性粒细胞降低外，CDK4/CDK6 抑制药相关的常见骨髓抑制反应还包括白细胞降低、血小板降低和淋巴细胞降低，大部分血液系统不良反应可通过暂停用药恢复。建议：对于仅为 1～2 级中性粒细胞减少（中性粒细胞计数＞$1.0 \times 10^9$/L），密切监测下可按原药物剂量继续治疗。对于多次出现 3 级中性粒细胞减少［中性粒细胞计数为（0.5～1.0）$\times 10^9$/L］或合并发热或出现 4 级中性粒细胞减少（中性粒细胞计数＜$0.5 \times 10^9$/L），需要暂停用药，每周监测全血细胞计数直至血象恢复至 1～2 级，后降低 1 个剂量梯度开始下一周期治疗。

## ◎ 腹泻

CDK4/CDK6 抑制药中阿贝西利发生腹泻的比例最高。

腹泻大多发生在用药初期，随着治疗周期延长，腹泻的发生概率和严重程度显著降低。洛哌丁胺为这类腹泻的标准治疗药物。一旦出现稀便，即可开始使用洛哌丁胺治疗，并增加液体摄入量、调整饮食、少食多餐，以及避免进食刺激性食物。当患者停止腹泻 12 小时后，可停止使用洛哌丁胺治疗。不推荐针对腹泻进行提前预防。

## ◎ 肝脏毒性

瑞波西利的肝毒性发生率较高，表现为转氨酶升高，阿贝西利次之。需要监测肝功能。哌柏西利和达尔西利导致的肝毒性较少，通常不需要监测肝功能。

## ◎ 静脉血栓栓塞（VTE）

与哌柏西利、瑞波西利和达尔西利相比，阿贝西利发生内脏静脉血栓及其他罕见部位栓塞的概率更高，在治疗过程中，应警惕患者肺动脉栓塞相关症状和体征，包括呼吸短促、缺氧、胸痛或心率增快等。对出现肺栓塞患者来说，需要给予抗凝等治疗或安排相关科室会诊。

## ◎ 皮肤及皮下组织不良反应

主要表现为皮疹（10%～25%）、脱发（5%～27%）和瘙痒（7%～16%），多为1～2级，3级发生概率极低（约1%）。患者用药期间避免过度日晒，保持皮肤护理，使用温和的洗护用品。可使用局部润肤剂和局部类固醇药物治疗皮疹。

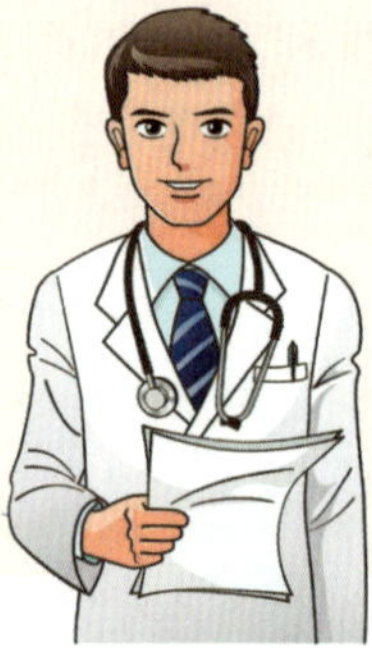

**温馨提示**

内分泌治疗联合CDK4/CDK6抑制药，大幅度提高晚期激素受体阳性乳腺癌的无进展生存期，但要注意CDK4/CDK6抑制药安全性的监测，以便及时处理。

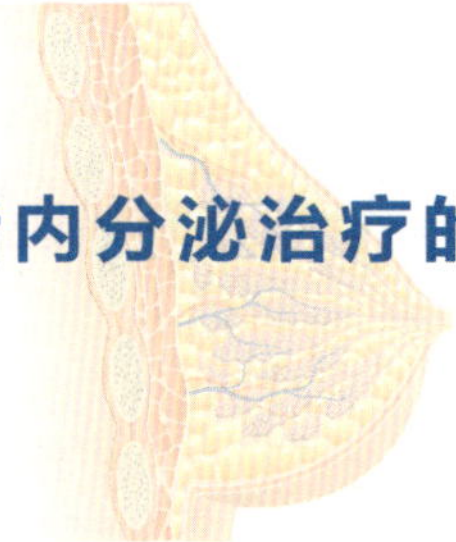

# 二十五、术后内分泌治疗的合适时间

早期 ER+ 乳腺癌患者即使在完成了 5 年的辅助内分泌治疗后，复发风险仍持续存在。那么内分泌治疗的时长延长到多久合适？

## ◎ 他莫昔芬辅助内分泌治疗时长

5 年，是需要的。早在 20 世纪 80 年代，瑞典乳腺癌协作组开展的一项多中心随机试验证实了绝经后 ER+ 早期乳腺癌 5 年他莫昔芬治疗优于 2 年。5 年他莫昔芬治疗明显降低乳腺癌死亡率。所以，5 年他莫昔芬内分泌治疗是必要的。

5 年之后，高复发风险患者需要延长他莫昔芬 5 年。ATLAS 试验将 12 894 例早期乳腺癌患者，在完成 5 年他莫昔芬治疗后随机分为继续治疗 5 年或是停止治疗两组。结果显示延长他莫昔芬治疗至 10 年能进一步降低复发和死亡风险 36%。因此，对于一些特定人群，如淋巴结阳性者，10 年他莫昔芬治疗获益大于其风险，可考虑延长 5 年他莫昔芬治疗。

临床上以肿瘤直径<2cm、组织学分级Ⅰ～Ⅱ级、Ki-67 低表达、HER2 阴性、淋巴结阴性这几项作为标准，同时满足上述条件为低复发风险患者，治疗时长仍为 5 年。

## ◎ 辅助AI治疗的时长

第三代 AI，如阿那曲唑、来曲唑和依西美坦，在绝经后辅助内分泌治疗方面均优于他莫昔芬。目前，AI 已成为绝经后 ER+ 女性乳腺癌的优先选择。

那么，AI 用于延长治疗该怎么选择呢？

他莫昔芬治疗后的延长 AI 治疗：NCIC-CTG MA.17/BIG 1-97 证实了绝经后女性在完成标准 4～6 年他莫昔芬治疗后继续 5 年来曲唑治疗明显减少复发风险，改善其生存 4 成左右。ABCSG 6a 研究同样证实完成 5 年他莫昔芬治疗的患者继续接受 3 年阿那曲唑治疗，其术后 10 年复发率和远处转移率分别降低 4.7% 和 3.4%。

因此，在完成 5 年他莫昔芬治疗的绝经后患者延长 3～5 年 AI 治疗，尤其对于肿瘤直径较大、淋巴结阳性等的患者。

AI 辅助治疗 5 年后的延长 AI 治疗：对于完成 5 年含 AI 治疗的绝经后患者是否需要继续延长治疗，目前的观点尚不完全统一。研究显示，完成 5 年 AI 或他莫昔芬序贯 AI 治疗的绝经后患者，可从延长 2～5 年 AI 治疗中获益。但伴随延长 AI 治疗，骨相关不良反应发生有所增加。因此，应根据患者的复发风险制订方案，对于肿瘤直径较大、淋巴结阳性等高危因素的患者可选择延长治疗。

### 温馨提示

HR+/HER2- 乳腺癌完成 5 年辅助内分泌治疗后，对于肿瘤较大、淋巴结阳性，或者组织学 3 级等不良因素的患者，建议考虑延长治疗 2～5 年。同时需要关注延长内分泌治疗带来的不良反应并妥善处理，提高患者依从性。

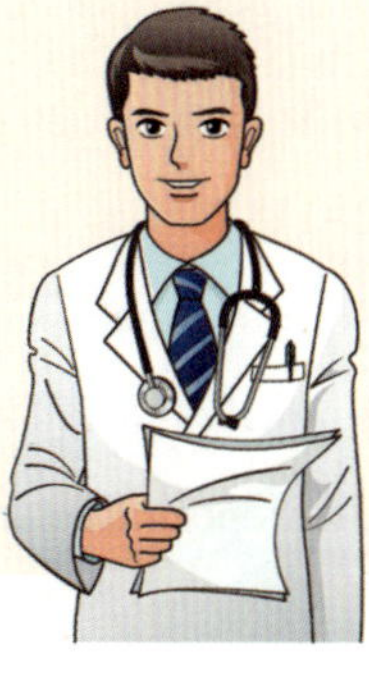

# 参考文献

[1] Veronesi U, Cascinelli N, Mariani L, et al. Twenty-year follow-up of a randomized study comparing breast-conserving surgery with radical mastectomy for early breast cancer [J]. N Engl J Med, 2002, 347(16): 1227–1232.

[2] 中国抗癌协会肿瘤临床化疗专业委员会，中国抗癌协会肿瘤支持治疗专业委员会．中国肿瘤药物治疗相关恶心呕吐防治专家共识 (2022 年版 )[J]. 中华医学杂志，2022, 102(39): 15.

[3]《中国乳腺癌新辅助治疗专家共识 (2022 年版 )》专家组．中国乳腺癌新辅助治疗专家共识 (2022 年版 )[J]. 中国癌症杂志，2022, 32(1): 80–89.

[4] 中国抗癌协会乳腺癌专业委员会，中华医学会肿瘤学分会乳腺肿瘤学组．中国抗癌协会乳腺癌诊治指南与规范 (2024 年版 )[J]. 中国癌症杂志，2023, 33(12): 1092–1187.

[5] Cardoso F, Kyriakides S, Ohno S, et al.Early breast cancer: ESMO Clinical Practice Guidelines for diagnosis, treatment and follow-up [J]. Annalsof oncology: official journal of the European Society for Medical Oncology, 2019, 30: 1194–1220.

# 第5章

## 乳腺癌的康复

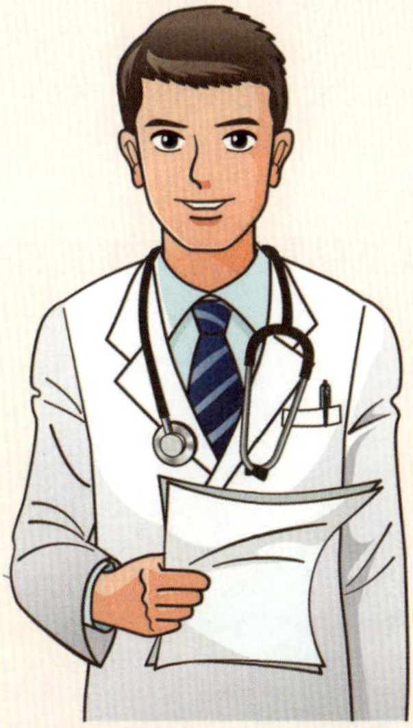

# 一、坚持术后复查

乳腺癌患者即使接受了规范的治疗，仍然不能完全避免肿瘤的复发。乳腺癌的复发大多数是在5年内，2～3年是复发的高峰时段。复查可以及时发现复发征兆，及早得到相应的治疗；对于长期接受内分泌治疗的患者，其治疗相关的不良反应也需及时处理和调整治疗方案。

## ◎ 复查频率

术后2年内，一般每3个月1次。术后2～5年，每6个月1次。

术后5年以上，每年1次，直至终身。应当需要提醒的是，如有异常情况，应随时就诊。

## ◎ 复查项目

### 1 临床体检

术后 2 年内，每 3 个月 1 次；2～5 年，每 6 个月 1 次；5 年后，每年 1 次。

### 2 乳腺及区域淋巴结超声

每 6 个月 1 次；5 年后，两年 1 次。

### 3 腹部超声

每 6 个月 1 次；5 年后，每年 1 次。

### 4 乳腺 X 线或 MRI 检查

每年 1 次。

### 5 胸部 CT 或 X 线检查

每年 1 次。

### 6 全身骨显像

对腋窝淋巴结 4 枚以上阳性患者，每年 1 次；5 年后每 2 年 1 次。

## 7 血常规、血液生化、乳腺癌标志物检测

每 6 个月 1 次；5 年后，每年 1 次。

## 8 其他

服用芳香化酶抑制药或卵巢去势药的患者，需每年进行骨密度检测及骨折风险评估；服用他莫昔芬的患者，需每半年行妇科彩超了解子宫内膜情况；接受腋窝手术的患者，需在术后随访期间评估上肢淋巴水肿的情况。

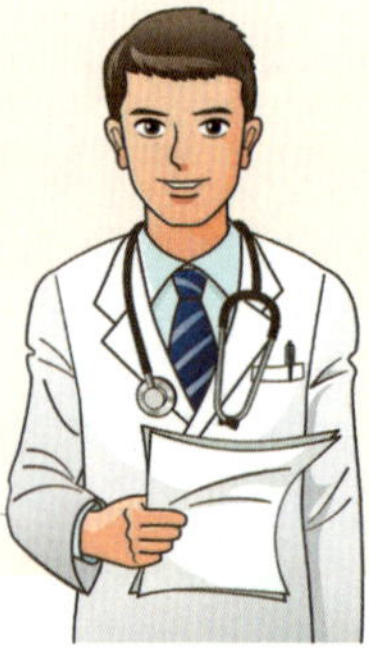

### 温馨提示

乳腺癌术后患者，定期复查随访很重要，不仅有利于及早发现复发转移并处理，也可以及时发现治疗后的不良反应。

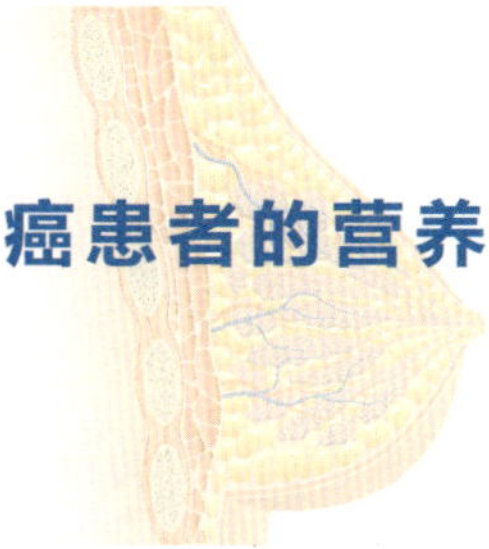

# 二、乳腺癌患者的营养与忌口

在治疗期间，只要治疗对患者胃口产生了影响，医生都会建议，“注意补充营养”。但是该补充什么？怎么补充，大家还是存在一些疑惑和误区的。

## ◎ 人体必需的营养

首先，我们需要了解什么是营养？人体必需的营养成分包括蛋白质、脂肪、碳水化合物和维生素。

蛋白质是人体结构的最主要成分，足够的蛋白质能帮助身体修复治疗中被损伤的细胞，还可以为免疫球蛋白和免疫细胞的生产提供原料，增强患者对疾病的抵抗力。鱼、瘦肉、去皮的禽肉、蛋类、低脂和脱脂的奶制品、坚果和大豆类等食物均是优质蛋白质的来源，还可以同时提供不饱和脂肪酸。

脂肪是人体必需的营养成分。过多的摄入不利于健康，但脂肪摄入太少会引起营养不良，表现为皮肤衰老、大脑衰退、内分泌失调等。正确的做法，少吃“不好”的脂肪，适量摄入“好油”。

“不好”的脂肪是指饱和脂肪酸。红肉中饱和脂肪酸含量较高。此外，食用黄油、牛油、动物皮脂、棕榈油、椰子油等也是以饱和脂肪酸为主。

“好油”指含有 ω-3 脂肪酸或单不饱和脂肪酸较多的，如亚麻籽油、核桃油、橄榄油、茶油等。此外，如杏仁、核桃、腰果、板栗、花生等坚果也富含不饱和脂肪酸。

碳水化合物主要来源于米饭、面食等主食。正常细胞需要碳水化合物来维持正常的功能。《中国居民膳食指南（2022）》建议，碳水化合物摄入量需占总能量的 50%～65%，每天摄入谷类食物 200～300g。其中应包含全谷物和杂豆类 50～150g、薯类 50～100g。

维生素 A、维生素 C 和维生素 E 能增强人体免疫力、抗氧化、清除体内自由基和抑制肿瘤增长。B 族维生素中的维生素 $B_1$ 能促进食欲，保证碳水化合物的正常代谢；维生素 $B_6$ 能预防手足综合征，降低化疗对胃肠道的伤害；维生素 $B_{12}$ 和叶酸能帮助改善化疗后的贫血状态，缓解周围神经损害。维生素 D 能让身体加速对钙的吸收，有助于预防内分泌治疗引起的骨质疏松。原则上这些维生素可以通过进食新鲜的水果蔬菜得到补充，但是如果摄入不足的情况下，可以在医生指导下合理补充。

## ◎ 乳腺癌患者治疗各阶段的饮食

化疗期间，充足的营养是保障化疗如期、顺利完成的重要因素。化疗常有不同程度的消化道反应，营养不良又会增加药物不良反应的发生率及严重程度，所以宜选用清淡、容易消化的食物，少吃多餐。避免进食高糖、高脂、产气过多和辛辣刺激，适量一些多吃富含优质蛋白的食物，如瘦肉、鱼、蛋等。

放疗可能引起放射性咽喉炎，因此应以清淡温软饮食为主，避免辛辣刺激。补充营养选用优质蛋白，尽量少吃脂肪含量高的食物，多吃新鲜蔬菜和水果。

内分泌治疗期如何吃呢？激素受体阳性乳腺癌患者需进行长达 5～10 年的内分泌治疗，这个时期也可以说患者已进入康复期。此时应开始注意平衡饮食。也就是我们前面说到的四大营养成分平衡，饮食多样化，多吃优质蛋白质、新鲜蔬菜和水果等。

患者经常会谈到饮食忌口，不能吃“发物”。所谓“发物”，指吃了之后容易出现过敏或上火的食物（如牛肉、羊肉、海鲜等），含异种蛋白，部分人可能对其过敏。但这类食物与癌症发病率及复发转移无明显相关性，如果没有过敏或者急性炎症，是不需要忌口的。

有人认为豆腐中有雌激素，不能吃。其实大豆中含有的大豆异黄酮是植物雌激素的一种，与我们自身分泌的雌激素区别较大。异黄酮所起作用因体内雌激素水平而异。如果人体本身雌激素水平低，异黄酮起弱雌激素作用；本身雌激素水平高，异黄酮起雌激素拮抗作用。不会增加乳腺癌的复发率。

## ◎ 乳腺癌患者避免食用的食物

如果说需要忌口的？酒精饮料是其中之一，要避免饮用。另外要避免食用含雌激素食物，主要有以下几种。

### 1 蜂王浆

蜂王浆和蜂蜜不是同一种东西。蜂王浆是用于喂养蜂后和蜂幼虫的乳白色或淡黄色浆状物质，含有比较多的雌激素活性的物质，以及能影响人体雌激素分泌的成分脂肪酸。

## ② 雪蛤

雌性林蛙的输卵管，叫“雪蛤膏”或“雪蛤油”，是雌激素产生和存储的地方，含有雌二醇等激素类物质。木瓜炖雪蛤中的雪蛤便是输卵管，还是不吃为好。

## ③ 紫河车

一种中药，其实就是人类胎盘。含有多种激素，免疫因子，氨基酸、细胞因子、酶及酶抑制药等，其中的雌激素成分对于乳腺癌患者不甚友好。

## ④ 燕窝

燕窝中含有睾丸激素、雌二醇、黄体酮、促黄体激素、促卵泡激素和泌乳刺激素等微量激素成分，不建议乳腺癌患者服用。

## ⑤ 其他保健品

乳腺癌患者只要日常饮食均衡、营养摄入全面，就可以提高机体对抗癌治疗的耐受性。维生素、矿物质、鱼油、益生菌、益生元及免疫增强等保健品，经专业营养师作营养状况评估后，按需购买。市面上各种成分不明的女性护肤品、美容养颜补品、丰胸产品等，可能添加了雌激素。

无论口服还是经皮吸收，均会增加体内雌激素含量，应避免使用。

**温馨提示**

乳腺癌患者更需要正常的营养，不能过度忌口。

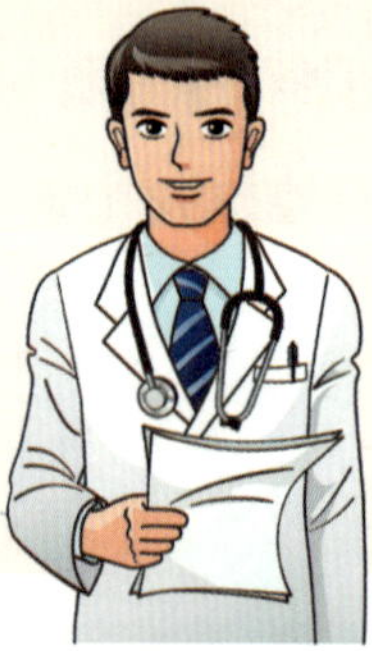

应以富含蔬果、全谷物、禽肉和鱼的膳食结构为主，减少精制谷物、红肉和加工肉、甜点、高脂奶制品和油炸食品的摄入，避免酒精饮料和含雌激素的食物。

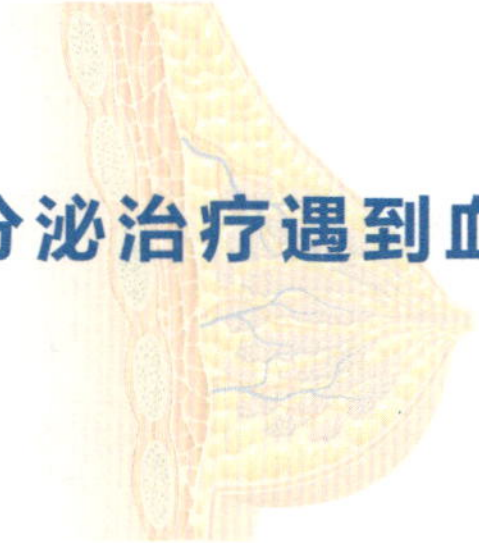

# 三、当内分泌治疗遇到血脂升高

## ◎ 绝经后乳腺癌患者的血脂异常

绝经后女性由于体内雌激素水平降低，血脂异常的发生率显著上升。相比健康绝经后女性，绝经后乳腺癌患者的血脂平均水平明显升高，包括低密度脂蛋白胆固醇（LDL-C）、总胆固醇（TC）和甘油三酯（TG）。血脂升高是心血管疾病的常见危险因素，一些针对绝经后乳腺癌患者的治疗方案（如放疗、化疗和分子靶向治疗）也存在心血管毒性，直接导致心血管疾病风险的增加。使用卵巢功能抑制停经的患者和自然绝经患者均需要进行血脂水平的跟踪和管理。

## ◎ 血脂干预目标

血脂异常治疗的主要目的是防治动脉粥样硬化性心血

管疾病（ASCVD），应根据绝经后女性 ASCVD 发病风险及血脂异常情况决定治疗目标。推荐绝经后女性每年检测 1 次空腹血脂，包括 TC、TG、LDL-C 和高密度脂蛋白胆固醇（HDL-C）。正在接受芳香化酶抑制药的绝经后乳腺癌患者需更为密切监测，建议高危患者每 6 个月检测 1 次，普通风险患者每 6～12 个月检测 1 次。

对于无 ASCVD 的心血管低危、中危、高危患者，我国成人血脂异常防治指南所推荐的 LDL-C 目标值分别为＜4.1mmol/L、＜3.4mmol/L 和＜2.6mmol/L，超出此值应启动生活方式干预和（或）药物治疗。

接受芳香化酶抑制药内分泌治疗的绝经后乳腺癌患者，雌激素水平明显下降是心血管事件增加的直接原因，需要更严格的血脂管理，因此将无危险因素的绝经后乳腺癌患者 LDL-C 的理想水平定为＜3.4mmol/L。如伴临床疾病和（或）危险因素，应将血脂水平控制更低才较为理想，具体的血脂控制水平参考表 4。

**表 4　血脂控制水平**

| 临床疾病和（或）危险因素 | 低密度脂蛋白胆固醇（LDL-C）管理目标（mmol/L） |
|---|---|
| 动脉粥样硬化性心血管病（极高危） | ＜1.8 |
| 糖尿病或 LDL-C＞4.9mmol/L（高危） | ＜2.6 |

（续表）

| 临床疾病和（或）危险因素 | 低密度脂蛋白胆固醇（LDL-C）管理目标（mmol/L） |
|---|---|
| 高血压合并 2 个或以上危险因素（高危） | ＜2.6 |
| 高血压，或高血压合并 1 个危险因素（中危） | ＜3.4 |
| 无高血压但有 1～3 个危险因素（低中危） | ＜3.4 |

注：危险因素包括年龄（男性≥45 岁，女性≥55 岁）、吸烟、高密度脂蛋白胆固醇＜1.04mmol/L

## ◎ 血脂异常的干预措施

### 1 生活方式改变

#### (1) 戒烟

不吸烟、避免吸二手烟。

#### (2) 调整饮食结构

增加多种水果、蔬菜摄入，选择全谷物或高纤维和含优质蛋白质食物。限制饱和脂肪酸、反式不饱和脂肪酸、胆固醇、酒精、盐和糖的摄入。

#### (3) 保持理想体重或减重

通过运动、控制饮食及行为训练将体重指数维持在 20～24kg/m²，腰围＜80cm。

### (4) 运动

每周至少坚持150分钟中等强度的有氧运动，如走路、慢跑、骑车、游泳、跳舞等。绝经后女性应每周至少进行2次肌肉张力锻炼。需减重的女性，建议每天进行60～90分钟中等强度的体力活动。

## ② 降脂药物治疗

他汀类是最常用的具有大量临床研究证据的降脂药物，包括阿托伐他汀、瑞舒伐他汀、氟伐他汀、洛伐他汀等。其他降脂药物包括贝特类、烟酸类、胆固醇吸收抑制药和ω-3脂肪酸，必要时与他汀类药物联合用药。

他汀类药物具有降低TG、轻度升高HDL-C的作用。对乳腺癌患者长期使用他汀类药物，对肿瘤复发风险无影响。药代动力学研究未发现他汀类药物和芳香化酶抑制药之间存在药物的相互作用，使用他汀类药物降低升高的LDL-C水平，不会对芳香化酶抑制药的疗效造成影响。

## ③ 内分泌治疗的选择

对于血脂异常升高的绝经后乳腺癌患者，可选择对血脂影响较小的内分泌治疗药物，如选用甾体类芳香化酶抑制药依西美坦。不能耐受芳香化酶抑制药的患者，可以服用他莫昔芬。

接受芳香化酶抑制药治疗的乳腺癌患者，应坚持控制饮食和调节生活方式，并结合临床疾病和是否伴有其他风险因素选择合适的调脂药物，对血脂进行严格管理。

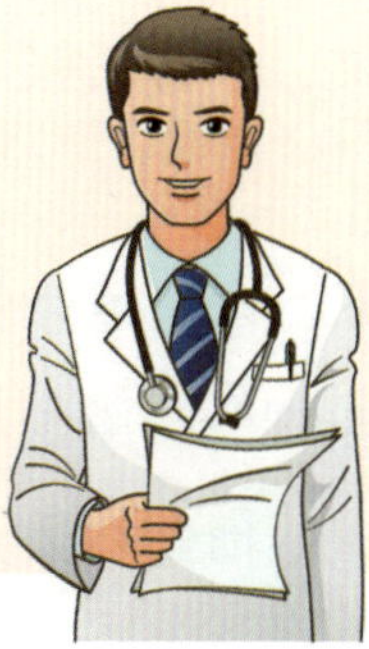

**温馨提示**

心血管疾病已成为乳腺癌患者最常见的非肿瘤死亡因素，重视并规范管理患者的血脂异常，能改善预后，提高患者的健康水平和生活质量。

# 四、内分泌治疗期间骨质疏松

经常有复诊患者主诉口服内分泌药物治疗后出现腰背疼痛，或者全身骨骼酸痛，害怕是骨转移，非常紧张。其实出现这种情况可能是骨质疏松！

女性绝经后雌激素水平降低的影响下，自然绝经的女性骨密度（BMD）每年下降 1.9%，容易出现骨量减少和骨质疏松及骨折，当乳腺癌患者接受芳香化酶抑制药（来曲唑、阿那曲唑、依西美坦）或化疗时，骨量丢失加速，增加骨质疏松的风险。

骨质疏松最大的危害就是骨折（或称脆性骨折），是指受到轻微创伤即发生的骨折。骨折的常见部位包括椎体、前臂远端、髋部、肱骨近端和骨盆等，其中椎体骨折最为常见。骨质疏松性骨折是老年患者致残和致死的主要原因之一。发生髋部骨折后 1 年内，20% 患者可能死于各种并发症，约 50% 患者致残，生活质量明显下降，还会造成沉重的家庭和社会负担。

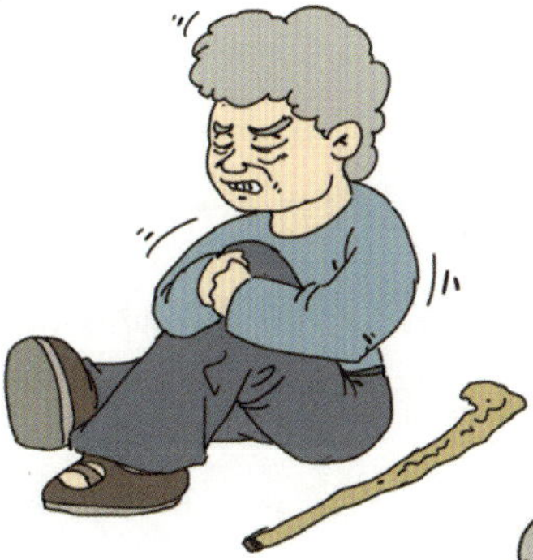

骨质疏松的危害：骨折、
卧病在床

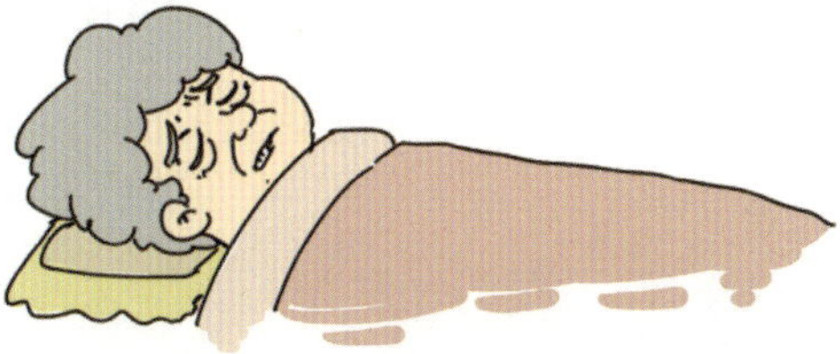

如果发生椎体压缩性骨折，可出现身高变矮或脊柱驼背畸形等，导致脊髓神经受压，或者影响心肺功能及腹部脏器功能异常，出现便秘、腹痛、腹胀、食欲减退等不适。

预防乳腺癌患者内分泌治疗期间发生骨质疏松，需注意以下内容。

## ◎ 关注典型症状

患者出现骨质疏松主要表现为腰背疼痛或全身骨痛，夜间或负重活动时加重，可伴有肌肉痉挛、活动受限等。

## ◎ 定期监测骨密度（BMD）

接受内分泌治疗的患者应每年返院进行骨密度检查1次，以了解自己的骨质情况；基于双能X线测定的BMD，与同种族健康成年女性骨峰值相比较计算T值，参照WHO推荐的诊断标准：中轴BMD的T值≥–1.0为正常，T值–2.5～–1.0为低骨量，T值≤–2.5为骨质疏松。

## ◎ 调整生活方式

加强营养，均衡膳食；建议摄入富钙、低盐和适量蛋白质。增加日照，阳光下接受足够紫外线照射；规律运动、重量训练和其他抵抗性运动（如散步、慢跑、太极、瑜伽、跳舞和打乒乓球等）；戒烟、限酒、避免过量饮用咖啡及碳酸饮料；采取避免跌倒的生活措施，如清除室内障碍物、使用防滑垫、安装扶手等。

## ◎ 钙剂维生素D的补充

50岁以上中老年人群推荐每日钙摄入量为1000～1200mg。尽可能通过膳食摄入充足的钙，饮食中钙摄入不足时，可给予钙剂补充。补充维生素 D 可以增加肠钙吸收、促进骨骼矿化。

## ◎ 抗骨质疏松症药物

可以增加骨密度，改善骨质量，显著降低骨折的发生风险。目前用于防治骨质疏松症药物有双膦酸盐类药物（唑来膦酸、伊班膦酸）、地舒单抗等。T 值≤–2.5 的患者推荐使用唑来膦酸 4mg，每 6 个月静脉注射 1 次，可连续应用 5 年。

### 温馨提示

对于正在进行内分泌治疗的乳腺癌患者需要预防骨质疏松，如平时多吃含有钙及维生素 D 高的食物（牛奶、蛋类、豆制品等）。多晒太阳、适当运动，定期监测骨密度。一旦发生骨质疏松则需要找专科医生就诊，使用骨改良药物。

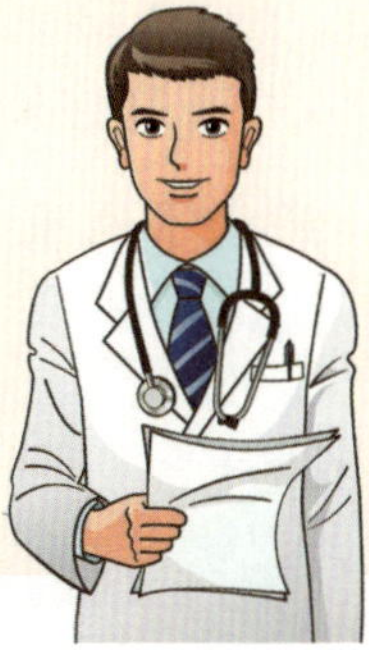

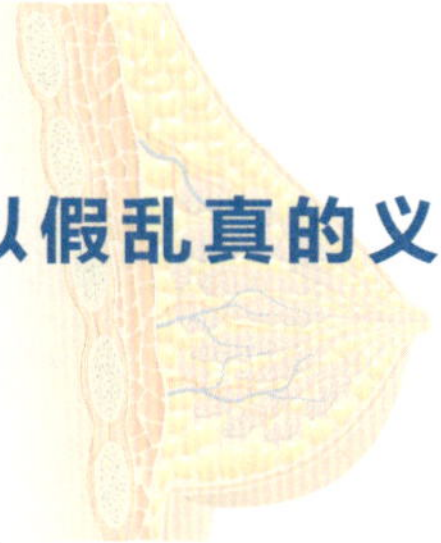

# 五、以假乱真的义乳

在我国，大部分乳腺癌患者会因为乳腺癌而接受全乳房切除手术。

乳房切除后，不仅乳房缺失，胸部的位置还会留下瘢痕，而且没有了皮下脂肪和乳腺的保护，胸壁会变得脆弱，遇到稍微激烈点的碰撞，就会出现肋骨骨折等情况。更严重的是，乳房切除术后，身体左右两侧重量的不平衡，可能导致活动不协调和脊柱侧弯。

很庆幸的是，现在有各式各样的义乳，来帮助患者一定程度上克服乳房切除带来的问题。

义乳又称人工乳房、仿真乳房，可以用来遮住瘢痕，保护变薄的胸壁。义乳与文胸搭配可以让患者术后重新拥有女性曲线，弥补术后乳房缺失引起的形体缺陷。

目前应用最多的义乳材质有棉质和硅胶两种。

棉质义乳呈三角形，柔软，重量较轻，对伤口的影响小。术后 8 周内的患者应选择棉质义乳，既美化外观又不

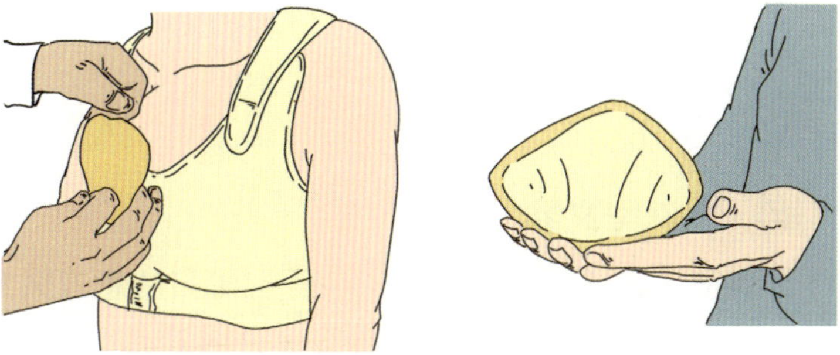

义乳佩戴示意

影响伤口愈合。

硅胶义乳模拟正常乳房重量，柔软耐用，能够有效维持身体平衡，适合术后 8 周以上且伤口完全愈合的患者日常佩戴。

硅胶义乳也分几种款式，可以根据手术刀口情况进行选择。

## ① 螺旋型义乳

螺旋型义乳适合乳房全切、腋下淋巴部分清扫、锁骨清扫的患者佩戴，有左右之分，按穿戴的文胸尺寸选择义乳的大小，可横放、竖放。

## ② 加长型义乳

加长型义乳适合乳房横全切、腋下淋巴大面积清扫的患者佩戴，有左右之分，按穿戴的文胸尺寸选择义乳的大小。

### ③ 水滴型义乳

水滴型义乳适合乳房竖切、锁骨有清扫的患者佩戴，无左右之分，按穿戴的文胸尺寸选择义乳的大小。

### ④ 三角型义乳

三角型义乳为凹底设计，适合单纯乳房切除的患者佩戴，无左右之分，按穿戴的文胸尺寸选择义乳的大小。

为了适应患者的个性化选择，3D 义乳定制也开始多了起来。可以根据患者伤口建模，定制大小合适、紧贴胸部、不易移位的义乳。

## ◎ 佩戴义乳的作用

### ① 保护伤口，避免外力

冲击日常生活中身体难免会有磕碰，佩戴义乳可以缓冲外力直接作用在胸壁，有效保护胸部，防止外力对胸部重要器官造成损伤。

## ② 防止脊柱歪斜

乳房切除术后两侧乳房重量不平衡容易导致身体左右不协调，长此以往脊柱容易发生侧弯，造成脊柱两侧肌肉疼痛。佩戴义乳可以减少因乳房两侧不对称引起的肌肉疼痛、脊柱弯曲，维持身体平衡。

## ③ 外形上更加美观

缺失一侧乳房，容易给爱美的女性造成心理压力，严重的甚至会影响个人自信。佩戴义乳可以重新塑造身体曲线，提高自信心，帮助患者更好地回归社会。

### 温馨提示

对于因乳腺癌而接受乳房切除的患者，佩戴义乳不仅可以弥补形体缺陷、预防身体因长期重力失平衡导致的脊柱侧弯变形、保护薄弱的胸壁免受损伤，还能增加患者自信心、提高生活质量。

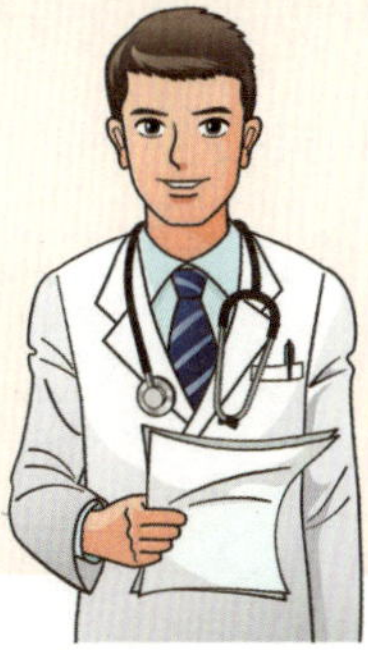

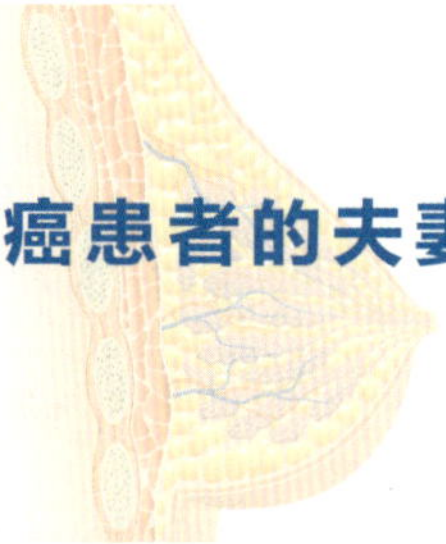

# 六、乳腺癌患者的夫妻生活

乳腺癌患者也有权利追求“性福”，但常常疑虑，如夫妻生活是否对患者身体有害、引起肿瘤复发？

事实上，适度、和谐、有规律的性生活不仅对身体无害，而且有利于维持患者内分泌功能的平衡，提高机体免疫能力。性生活还能融洽夫妻关系，增强患者战胜疾病的信心。因此，和谐的夫妻生活有利于患者的康复，甚至能有效减少乳腺癌复发。

但是，在实际情况中，由于患病的心理创伤、手术造成的乳房缺失、化疗和内分泌治疗等治疗方式导致身体状态低下、激素水平改变等因素，都可能对夫妻生活产生较大影响。因此，乳腺癌患者过性生活时，需注意以下几点。

## ◎ 保持积极乐观的心态

心理因素是影响性功能的重要因素之一。如果患者能够正确认识自己的疾病，接受自己形体的不完美，并相信自己的魅力和价值，那么她就能够更好地享受性生活。

### ◎ 增强夫妻间的沟通和理解

夫妻双方都要了解乳腺癌及其治疗对性功能的影响，并给予彼此支持和鼓励。

### ◎ 保持良好的夫妻亲密关系

夫妻双方要坦诚地表达自己的感受和需求，并倾听对方的想法和困难。不要因为乳房切除而自卑或拒绝配偶的关心和爱抚，也不要因为担心伤害患者而回避或忽视配偶的需求和感受。多一些赞美、鼓励、支持和理解。

### ◎ 积极解决生理功能障碍

乳腺癌患者的化疗、内分泌治疗导致患者体内激素水平出现紊乱，可能导致夫妻生活发生障碍，表现为阴道干涩、性交痛等。推荐使用非激素治疗药物，如阴道凝胶、润滑剂等，减少性交时的摩擦，减轻疼痛。

### 温馨提示

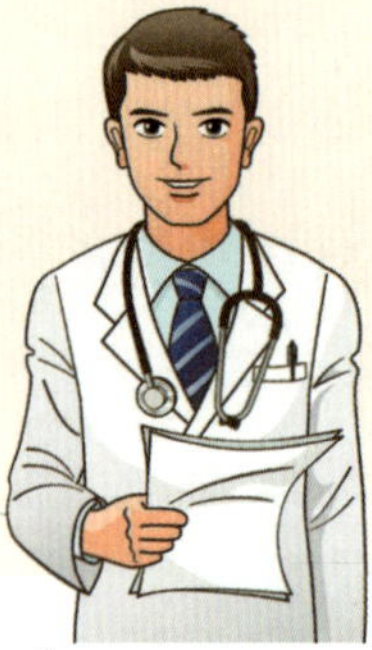

对于乳腺癌患者，适度、和谐的性生活不仅对身体无害，而且有利于维持患者内分泌功能的平衡，提高机体免疫功能，融洽夫妻关系，增强患者战胜疾病的信心，有利于患者的康复。

# 七、乳腺癌患者是否能生育

我国乳腺癌发病率逐年增加，患者平均发病年龄相对欧美国家提早了 10 年。统计数据显示，我国 40 岁以下患者占 20%，35 岁以下的患者占总乳腺癌患者的 12%～15%。与此同时，随着经济的发展，晚婚晚育似乎已成为社会趋势和常态。乳腺癌的年轻化与婚育时间的后延，使得越来越多的患者面临生育需求。

## ◎ 乳腺癌患者能生育吗

其实，对于早期乳腺癌患者，只要治疗完成后仍然处于育龄期，是可以生育的。

2011 年,《欧洲癌症杂志》上发表了一项包含 14 项研究、19 389 例乳腺癌患者的 Meta 分析，评估了妊娠对乳腺癌患者的影响。其结果显示，乳腺癌患者后续妊娠，相对未妊娠者死亡风险反而降低了。2013 年,《临床肿瘤学杂志》

上发表了另一项研究，纳入了1207例患者，其中333例患者在确诊乳腺癌后妊娠，结果显示妊娠并不影响激素受体阳性组和激素受体阴性组患者的无病生存率。2021年，《临床肿瘤学杂志》上发表了一项114 573例乳腺癌患者的Meta分析，其结果同样显示妊娠与未妊娠的乳腺癌患者相比，发病或死亡风险反而较低。

很多患者认为，自己经过化疗、放疗等治疗后，生出来的宝宝可能存在发育不全或畸形的风险。事实上，现有研究数据显示，乳腺癌患者妊娠后依然可以分娩出健康的婴儿，而且胎儿的长期生存没有受到不利影响，母体妊娠并发症和宝宝先天性缺陷也并没有明显增加。

## ◎ 怎样保护患者的生育能力

当然，乳腺癌患者往往需要接受化疗、放疗、内分泌治疗等长期治疗，而这些治疗对患者的生育能力是有影响的。

但是，目前辅助生殖技术发展很快，可以为年轻乳腺癌患者提供生育保护。主要方法有胚胎冷冻、卵子冷冻、卵巢组织冷冻。

胚胎冷冻对已婚患者来说，临床可操作性强，但对于未婚单身女性无法实施。

卵子或卵巢组织冷冻技术，适用于未结婚或其他原因无法选择胚胎冷冻的患者。

由于辅助生殖技术的实施需要一定的时间，技术较为复杂。在临床上，常采用另一种方法，即在化疗期间给予卵巢功能抑制药（常用药物有戈舍瑞林、亮丙瑞林等）。通过使卵巢处于休眠的状态，从而保存卵巢相对储备功能，降低化疗导致的卵巢功能衰退，提高生育概率。

## ◎ 什么时候生育好

我国抗癌协会乳腺癌专业委员会建议：乳腺原位癌患者应在手术和放疗结束后生育；淋巴结阴性乳腺浸润性癌患者应在术后 2 年再生育；淋巴结阳性乳腺浸润性癌患者应在手术后 5 年再生育；需要辅助内分泌治疗的患者，受孕前 3 个月应停止内分泌治疗，如戈舍瑞林、三苯氧胺或其他雌激素受体调节药（SERM），直至生育后哺乳结束，再行内分泌治疗。

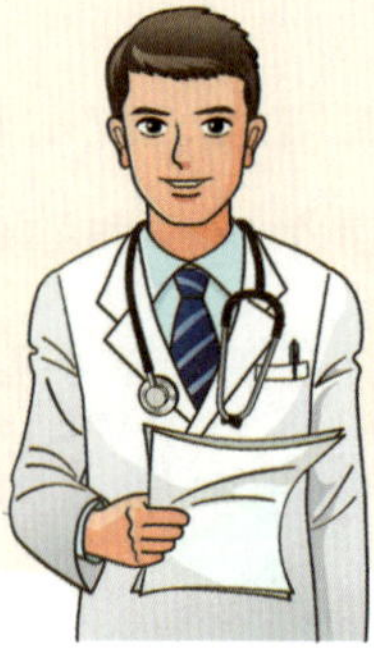

## 温馨提示

乳腺癌患者生育并不增加复发风险，妊娠是安全可行的，孕育的胎儿健康不受影响。如果患者有生育需求和意愿，应考虑辅助生殖技术或进行生育保护。

# 八、乳腺癌患者怎样重返工作岗位

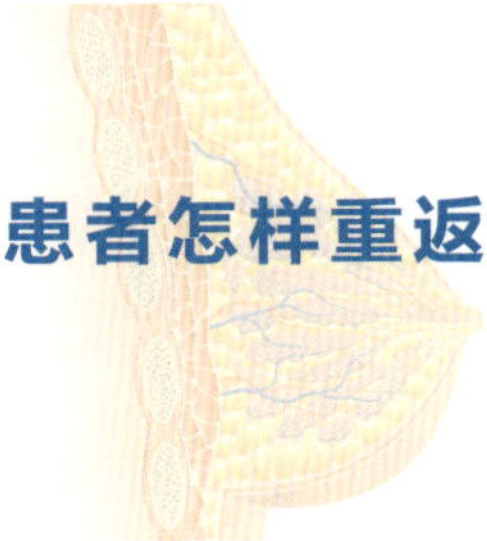

治疗的最终目的就是恢复健康、回归社会和家庭。回归工作岗位是回归社会的过程，是乳腺癌患者全面康复的重要指标。

## ◎ 重返工作岗位的重要性

小张34岁时罹患左侧乳腺癌，经过半年多的手术、化疗，接下来还要每个月到医院打“肚皮针”，每天吃1片药。她选择请1年病假，然后重新回到工作岗位，回到她熟悉的三尺讲台。

她说：“生病在家的时候，老公上班，孩子去上学了，自己无所事事，更容易胡思乱想。投入到工作中后，上班时间和同事、学生在一起，分散了注意力，没有时间想自己的病情，感觉自己的状态好多了，心情也更加舒畅。”

调查研究表明，重返工作岗位的癌症幸存者比未进入工作的幸存者有更好的躯体功能、心理功能与社会功能，说明重返工作岗位能加快患者的康复，促使他们回归健康正常的生活。

在美国，72% 的乳腺癌患者在诊断后 3 个月内返回了工作岗位，其中 67% 的患者在患病后的 5～7 年内仍然在继续工作。相比美国女性，我国女性的乳腺癌患者更加年轻化，中位年龄相差约有 10 岁，但是仅有约 60% 乳腺癌幸存者在治疗后重返工作岗位。

亟须重返工作岗位的自信心。

## ◎ 树立重返工作岗位的自信心

### 1 加强体育锻炼

疲乏和精力不足是阻碍乳腺癌患者重返工作岗位的一大原因。体育锻炼能有效促进身体素质的提高，体力和精力的恢复，提高患者应付繁重工作的能力。可以安排每周 3～5 小时的适度活动，选择自己比较喜欢的运动，活动时间和强度以感觉舒服为宜。

### 2 心态调整

乳腺癌的患病和治疗经历，往往带来一些生理和心理的问题。例如，乳房切除术后需要戴义乳、经过化疗后的脱发、内分泌治疗后的关节疼痛等改变，加上离开岗位时间久，担心别人的看法，不适应单位工作节奏的焦虑等，部分患者会表现出一定程度的自卑。这时候，心态的调整非常重要。可以跟医生、亲人或好朋友沟通交流，感受他们的鼓励、劝导和陪伴，激发实现自我价值的愿望；与已重返工作的病友相处交流，听他们讲重返工作的经验，增强自己重返工作的信念；在家先按工作时间作息，慢慢开始做一些和工作类似的事，习惯自己原来的工作状态，增强重返工作岗位信心。

## ◎ 重返工作岗位的注意事项

但由于乳腺癌患者病情的不同，接受治疗的种类和治疗效果的不同，其工作能力的恢复也是因人而异的。做力所能及的工作，避免过度疲劳降低抵抗力，并注意以下几点。

### 1 少上夜班

熬夜对人体褪黑素的分泌有抑制作用，可能对乳腺癌患者产生不利影响。夜班工作的女性更容易出现内分泌紊乱，雌激素水平的紊乱会影响乳腺癌细胞的生长。

### ② 远离辐射环境

身体受到职业性电离辐射暴露与乳腺癌发生风险呈正相关，还是远离为好。

### ③ 保护患侧上肢

经历腋窝手术的患者，工作中要避免提、拉、推重量过大的物品或者一些重体力的劳动，避免患侧上肢受伤和长时间下垂，预防出现上肢水肿。

让更多的乳腺癌患者早日重返工作岗位，不仅需要他们个人的力量，更需要全社会、工作单位、医护人员等多方面的支持和努力，期待能有更多的力量帮助癌症患者早日回归生活。

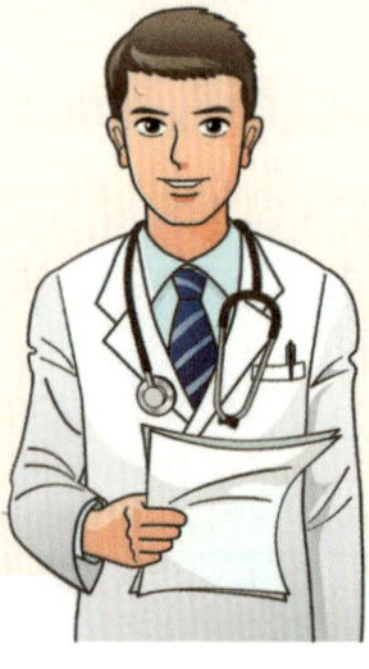

**温馨提示**

重返工作，能加快患者的康复，更好地回归健康正常的生活。调整好心态，量力而行，做更好的自己。

# 九、乳腺癌患者如何锻炼

乳腺癌患者参加适量的体育运动，可以显著降低死亡风险。有项前瞻性研究评估了乳腺癌患者体育锻炼活动与病死率的关系，结果显示，乳腺癌患者诊断后坚持体育锻炼可以降低 34% 的乳腺癌死亡风险和 41% 的乳腺癌复发风险。

参加体育训练还可以增加骨密度，提高心肺功能、肌肉力量，帮助控制体重，缓解疲劳、恶心和睡眠障碍等多种症状，有利于缓解患者的心理压力，减轻焦虑抑郁和提高自我认知。

2003 年，对于接受了腋窝手术的患者，美国淋巴水肿网站提出有氧运动，如散步、游泳、骑自行车、健身操或瑜伽等，可有效预防乳腺癌患者术后淋巴水肿。

我国乳腺癌患者生活方式指南推荐：乳腺癌患者治疗后应尽快恢复诊断以前的日常体力活动。18—64 岁的乳腺癌患者每周坚持至少 150 分钟的中等强度运动或 75 分钟

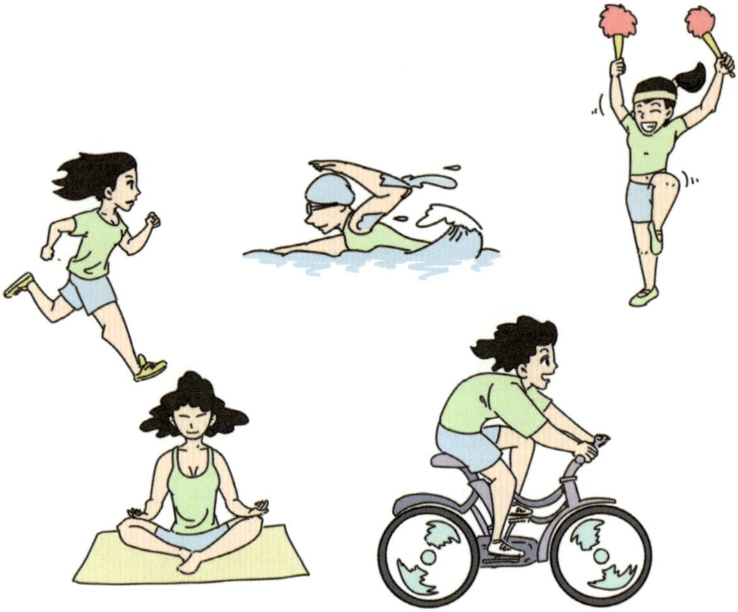

乳腺癌患者的运动：跑步、游泳、健身操、瑜伽、骑行

的高强度有氧运动，力量性训练每周至少 2 次。锻炼时以 10 分钟为一组，最好保证每天都进行锻炼。年龄＞65 岁的乳腺癌患者，应尽量按照以上推荐进行锻炼，如果合并使行动受限的慢性疾病，则根据医师指导适当调整运动时间与运动强度，但应避免长时间处于不运动状态。

中等强度的运动包括：快步走、慢速骑自行车、慢速游泳、划船、排球、羽毛球等。高强度的运动包括：快速骑自行车、耕种、登山、跳绳、武术、竞走、慢跑、篮球、足球、快速游泳等。抗阻运动是一种对抗阻力的运动，也就是我们常提起的器械等锻炼。主要目的是训练人体的肌肉，传统的抗阻力训练有俯卧撑、哑铃、杠铃等项目。

乳腺癌病情及治疗因素会减弱患者体力活动和体育锻炼的能力。为避免运动相关伤害，在乳腺癌的不同治疗阶段的体育锻炼需要注意事项包括以下内容。

- 手术前，可适度增加有氧运动，增强心肺功能，增强体质，但应注意避免到人多的地方，以免感染。

- 手术后，逐渐进行上肢的锻炼，循序渐进，在初期的时候进行简单的胳膊抬起，同时也要进行适当的按摩。特别要注意手术区域和引流区域的保护，避免牵拉、碰撞。术后 3～4 周内逐渐恢复日常的活动。

- 放疗、化疗和靶向治疗期间，如果出现心血管毒副作用，就需要减轻运动强度，避免意外发生。带有深静脉置管的患者应避免高强度运动及游泳等，以免引起导管异位及感染等风险。

- 内分泌治疗期间，在适应治疗周期后逐步增加锻炼时间和强度，注意避免摔倒和受伤。锻炼对预防和减轻内分泌治疗带来的骨质疏松很有益处。

## 温馨提示

规律的运动可以减低乳腺癌复发风险，提高患者的身体素质、缓解紧张和抑郁情绪。患者不同治疗时期的运动要结合病情和治疗的特点，治疗期间运动从低强度开始，逐渐增加，逐渐达到推荐的运动量。运动不宜过度，保证休息与活动的平衡。

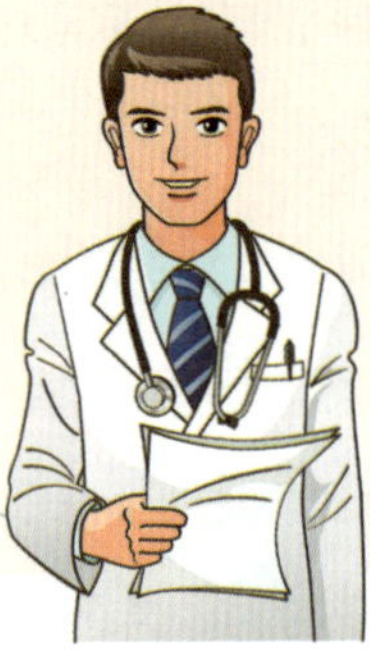

# 参考文献

[1] 中国营养学会肿瘤营养管理分会. 中国肿瘤患者膳食营养白皮书 2020–2021 [M/OL]. 北京: 中国营养学会肿瘤营养管理分会, 2020 [2024–01–24]. https://www.yunzhan365.com/basic/101–150/ 23075967.html.

[2] 中国乳腺癌内分泌治疗多学科管理血脂异常管理共识专家组. 绝经后早期乳腺癌患者血脂异常管理中国专家共识 [J]. 中华肿瘤杂志, 2017, 39(1): 72–77.

[3] 马飞, 徐兵河, 邵志敏. 乳腺癌随访及伴随疾病全方位管理指南 [J]. 中华肿瘤杂志, 2019, 41(1): 29–41.

# 第6章

# 复发转移乳腺癌的诊疗

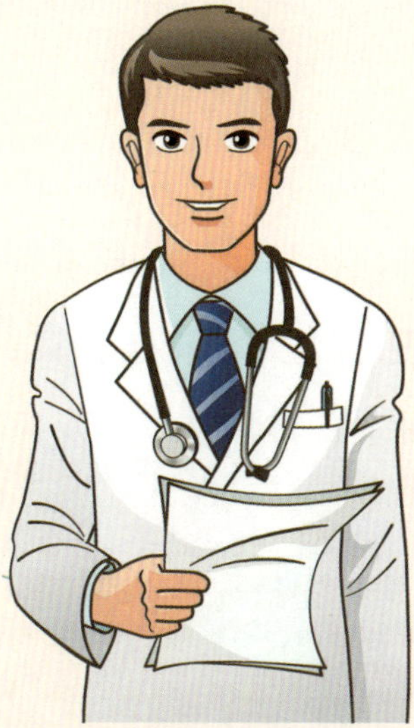

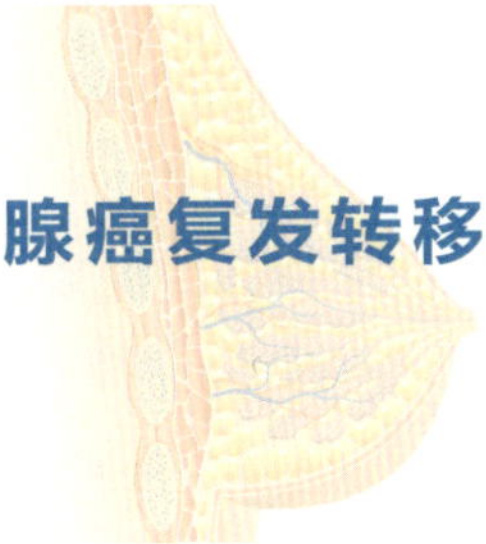

# 一、乳腺癌复发转移征象

乳腺癌在术后存在复发和转移的风险。很多复发能被及时发现、尽早治疗，可以获得较好疗效。

因此，乳腺癌进行了彻底的手术切除及规范的综合治疗，也要定期复查，在出现相关不适症状时及时就诊。乳腺癌的复发包括局部复发和远处转移，出现下列征象，需要及时到医院就诊。

## ◎ 乳腺癌局部复发征象

乳腺癌的局部复发指保乳术后同侧乳腺内或全乳切除后同侧胸壁再次出现肿瘤，这种肿块比较硬，而且不容易活动。除了乳房和胸壁之外，常见的复发部位还有腋下、锁骨上及内乳区，常常出现的是肿大的淋巴结。复发的肿瘤可以是一个，也可以是多个。

## ◎ 乳腺癌远处转移征象

远处转移是指乳腺癌细胞转移到远处部位，转移到不同部位会出现不同的症状。转移到骨，会出现骨痛、高钙血症、碱性磷酸酶升高等；转移到脑，会出现颅内压增高、头痛、恶心呕吐等；当转移到肝时，会出现肝区疼痛、黄疸、腹水等；转移到肺，出现咳嗽、胸闷及呼吸困难等。

发现上述征象后，需要进行相应的检查，如超声、CT 或 MRI、骨扫描、PET-CT、肿瘤标志物等，初步判断是否有复发转移。

通过影像学检查诊断的复发转移的病灶，一般都建议做穿刺活检。

一方面，因为除了乳腺癌转移，但仍有少部分患者可能是其他的良性或恶性原发性肿瘤，如能通过活检得到最终的确切诊断。

另一方面，乳腺癌是一组异质性非常强的恶性肿瘤，包括多种分子分型，如有激素受体阳性，有 HER2 受体阳性和三阴性。发生复发转移后，约有 40% 的患者癌细胞的激素受体或 HER2 受体表达发生转换。明确受体转换后新的分子分型，对于选择合适的药物及制订精准的方案具有极其重要的作用。

## 温馨提示

乳腺癌即使进行了手术切除以及规范的治疗，仍存在复发和转移的风险。所以，一旦出现了局部复发或者远处转移的症状，如新发肿块、骨痛、胸痛、持续性头痛、呼吸困难或腹部疼痛等，应及时就医接受相应的检查。

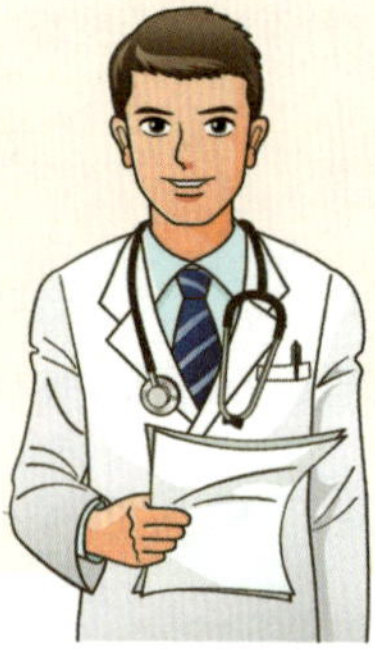

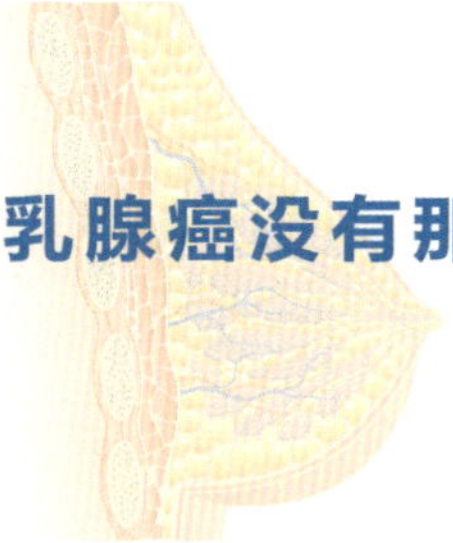

# 二、转移性乳腺癌没有那么可怕

乳腺癌属于全身性疾病，即使经过了各种治疗，也不能完全达到一劳永逸。据相关的临床数据统计，我国女性乳腺癌患者的复发率达 5%～30%，复发转移主要集中在术后 2～3 年。对于激素受体阳性乳腺癌患者，术后 7～8 年还有一个复发转移的小高峰。

随着新的治疗药物和技术的发展，乳腺癌复发转移也变得可控可治，并非那么可怕。发现复发转移，不要灰心沮丧，而是要积极配合治疗，尽可能地争取最大的生存权益。

## ◎ 乳腺癌复发转移后如何治疗

### ❶ 激素受体阳性、HER2 阴性的晚期乳腺癌

内分泌治疗是优先选择的治疗手段。CDK4/CDK6 抑制药、mTOR 抑制药、HDAC 抑制药等的应用，可在一定程

度提高内分泌治疗的疗效，延长患者生存期。目前激素受体阳性晚期乳腺癌经过内分泌联合 CDK4/CDK6 抑制药治疗，中位生存期已经超过 5 年，正在变成一种可以控制的慢性疾病。

## ② HER2 阳性乳腺癌患者

优选化疗联合抗 HER2 治疗。对部分激素受体阳性 HER2 阳性的“双阳”患者，可考虑内分泌治疗联合抗 HER2 治疗。目前抗 HER2 靶向药物包括曲妥珠单抗、帕妥珠单抗、吡咯替尼、奈拉替尼，还有新型的抗体 – 药物耦联（ADC）药物，包括 T-DM1、T-Dxd 可供选择。HER2 阳性晚期乳腺癌是第一个中位生存期超过 5 年的乳腺癌亚型，随着新型的 ADC 药物的应用，生存期正在得到进一步延长。

## ③ 三阴性乳腺癌患者

此类患者的主要治疗方法是化疗，目前化疗药物包括紫杉类、蒽环类、铂类、卡培他滨、长春瑞滨、吉西他滨，以及新药艾立布林、优替德隆等；另外，三阴性乳腺癌 PD-L1 阳性的患者还可以考虑联合免疫治疗，如白蛋白结合型紫杉醇 / 紫杉醇联合帕博利珠单抗。近年来，新型的

ADC 药物戈沙妥珠单抗的出现，进一步提高疗效和延长了三阴性乳腺癌患者的生存时间。

## 4 特殊部位转移的乳腺癌患者

对于一些位置比较表浅的复发病灶，如乳腺、胸壁、浅表区域淋巴结的孤立复发，可以考虑局部手术，尚有获得根治性切除的机会。对于孤立性的肝、肺转移病灶，同样可以联合局部治疗，如手术切除、局部放疗，以获得更好疗效。脑转移的患者，立体定位放疗可达到较好治疗效果。骨转移患者应联合双膦酸盐治疗，以预防骨相关事件的发生。

### 温馨提示

随着医疗技术的进步，乳腺癌复发转移不再是世界末日。所以，即使发现乳腺癌复发转移，也不要灰心沮丧。我们一定要充满希望，相信医生，相信医学，积极配合治疗，尽可能地争取最大的生存权益。

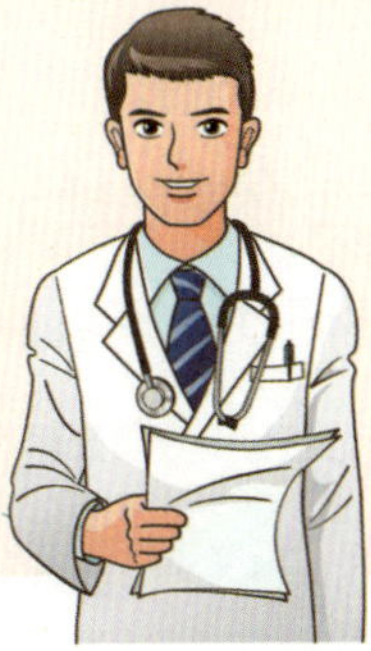

## 三、激素受体阳性晚期乳腺癌优选内分泌治疗

乳腺癌患者的病理报告中有 ER、PR、HER2 和 Ki-67，如 ER 和（或）PR 阳性、HER2 阴性的乳腺癌通常称为激素受体阳性乳腺癌，约占所有乳腺癌约 60% 以上。

此类型乳腺癌是一种激素依赖性肿瘤，肿瘤细胞的增殖依赖于体内的雌激素水平。对激素受体阳性晚期乳腺癌，除非内分泌治疗已经耐药，应优先选择内分泌治疗。因为相对于化疗，内分泌治疗一旦起效，疾病缓解时间长，不良反应小，患者生活质量更好。

近年来 CDK4/CDK6 抑制药逐渐在临床得到应用，与内分泌治疗的联合，可以大大提高激素受体阳性晚期乳腺癌患者的生存期，甚至使超过一半的患者生存期超过 5 年。

RIGHT Choice 研究证实，对激素受体阳性晚期乳腺癌，特别是雌激素受体高表达＞50% 患者，CDK4/CDK6 抑制药瑞波西利加内分泌治疗与化疗相比，显著改善患者的无进展生存期，绝对获益接近 1 年，疾病进展或死亡风险减

少 46%。从治疗安全性方面来说，药物相关不良反应显著减少。

根据中国临床肿瘤协会（CSCO）乳腺癌诊疗指南，对既往未经内分泌治疗或他莫昔芬治疗失败的患者，优先推荐芳香化酶抑制药联合 CDK4/CDK6 抑制药；对既往芳香化酶抑制药治疗失败的患者，优先推荐氟维司群联合 CDK4/CDK6 抑制药。CDK4/CDK6 抑制药包括阿贝西利、哌柏西利、达尔西利和瑞波西利。

因此，对激素受体阳性晚期乳腺癌，除非内分泌治疗已经耐药，应选择内分泌治疗联合 CDK4/CDK6 抑制药，患者可获得更长的生存期和更好的生活质量。

### 温馨提示

激素受体阳性乳腺癌，占所有乳腺癌约 60% 以上。

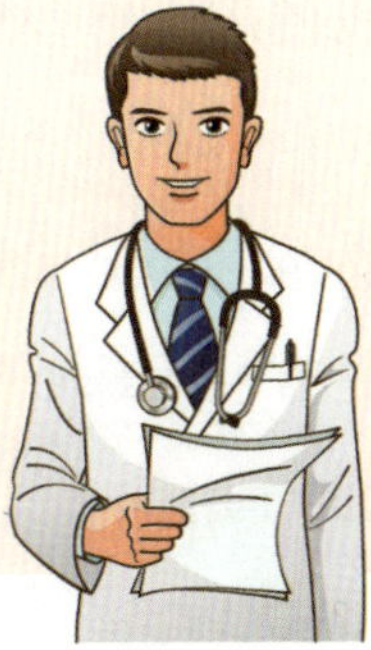

激素受体阳性乳腺癌即使已达晚期，经过合理的治疗，仍然能获得较好的长期生存。内分泌治疗联合 CDK4/CDK6 抑制药的应用，显著提高患者的生存率，改善生活质量。

# 四、HER2 阳性晚期乳腺癌的治愈希望

HER2 阳性乳腺癌约占全部乳腺癌的 20% 左右，该型乳腺癌具有恶性程度高、病情进展迅速、易发生淋巴结转移等特点，自然病程下预后很差。

曲妥珠单抗的问世和临床应用，打破了 HER2 阳性患者预后差的僵局。紧随其后的帕妥珠单抗的问世，进一步提高 HER2 阳性乳腺癌患者的长期生存率。对 HER2 阳性晚期乳腺癌，如果既往未经治疗抗 HER2 治疗，紫杉烷加曲妥珠单抗和帕妥珠单抗是目前的最佳治疗选择，中位的生存期接近 5 年。

在既往接受曲妥珠单抗、紫杉类和（或）蒽环类治疗失败的 HER2 阳性晚期乳腺癌患者，二线使用吡咯替尼联合卡培他滨能获得 12.5 个月的中位无进展生存时间。

抗 HER2 的 ADC 药物逐渐兴起，成为此类型乳腺癌的新型武器。ADC 药物又称为生物导弹，是在曲妥珠单抗分子上连接细胞毒药物，起到精准靶向化疗的作用。

TDM-1 是首个具有乳腺癌适应证的 ADC 药物，用于

治疗既往已接受赫赛汀和紫杉烷化疗的 HER2 阳性转移性乳腺癌的二线治疗，中位无进展生存期到达 9.6 个月，中位总生存期能达到 30.9 个月。

最新一代 ADC 药物代表 T-Dxd 目前已获得审批，用于接受抗 HER2 药物治疗进展的 HER2 阳性转移性乳腺癌。在 DB-03 临床研究中，用于 HER2 阳性乳腺癌的二线治疗，对比 TMD-1 的中位无疾病进展生存期 6.8 个月，T-Dxd 的无进展生存期达到惊人的 28.8 个月。

可以说，抗 HER2 治疗是乳腺癌治疗历史上的巨大进步，大幅度地提高 HER2 阳性乳腺癌的疗效。新一代高活性抗 HER2 治疗药物的涌现，为提高乳腺癌的疗效提供前所未有的机会。

### 温馨提示

HER2 阳性乳腺癌是最具侵袭性的乳腺癌亚型之一，抗 HER2 治疗药物的不断发展，显著改善了 HER2 阳性乳腺癌的预后，各种高活性抗 HER2 治疗药物的涌现，为提高晚期乳腺癌的疗效提供前所未有的机会。

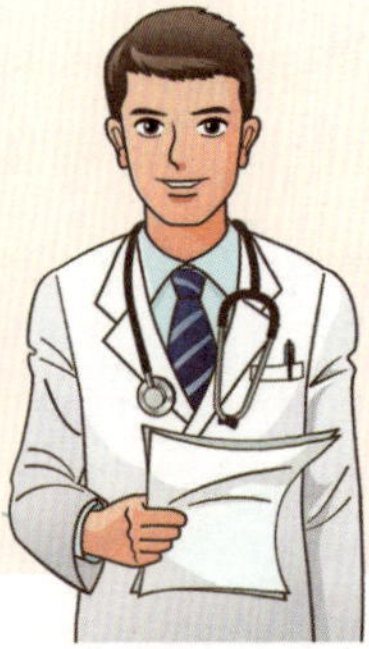

## 五、提高乳腺癌骨转移患者的生活质量

骨转移是乳腺癌常见的转移部位。65%～75% 的晚期乳腺癌患者会发生骨转移，其中首发为骨转移的患者为 27%～50%。椎体是乳腺癌骨转移的常见部位，其次是肋骨、骨盆、颅骨、肱骨等。

骨扫描（ECT）是临床上最常用于筛查骨转移的手段。MRI、CT、X 线等骨转移影像学确诊检查方法一般用于怀疑部位的进一步诊断。骨活检是诊断乳腺癌骨转移的金标准，必要时需通过骨活检取得病理诊断。

骨转移的治疗以全身治疗为主，包括化疗、内分泌治疗、靶向治疗等。仅有骨转移患者较内脏转移患者预后更好，经过合理的治疗，可能获得长期生存。

但是，骨转移患者发生骨痛、病理性骨折、脊髓压迫、高钙血症等骨相关事件，严重影响患者的生活质量，并可能使生存期缩短。防治骨相关不良事件，可以显著改善患者生活质量，并延长生存期。

骨改良药物、手术、放疗等治疗手段，一方面尽可能治疗骨转移病灶、减轻肿瘤负荷，另一方面起到防治骨相关不良事件的作用，减轻患者的痛苦，提高患者的生活质量。

骨改良药包括双膦酸盐和地舒单抗，能显著降低骨相关事件的发生率。骨改良药的不良反应是颌骨坏死风险高，患者使用前应进行口腔检查，使用期间保持良好口腔卫生，尽量避免包括拔牙在内的口腔手术，就诊口腔科时告知医生正在使用此类药物。

放疗的主要作用是缓解患者骨疼痛、减少病理性骨折的风险，是有效的局部治疗手段。

手术治疗能最大限度地解决骨转移造成的骨强度下降、预防病理性骨折，治疗病理骨折，解决肿瘤压迫神经的问题，减轻疼痛，恢复肢体功能，改善患者的生活质量。

止痛药是缓解乳腺癌骨转移疼痛的主要方法。药物通常应用非甾体抗炎药、阿片类药物，必要时使用强阿片药物及辅助用药等。

骨转移患者骨痛症状严重时可能会发展为焦虑抑郁障碍等心理问题。心理医生能够正确评估患者的心理精神症状，有针对性地进行干预，改善患者的心理精神痛苦，提升患者的生活质量。

## 温馨提示

骨转移有效的治疗手段较多，通过合理规范化治疗后，多数的乳腺癌骨转移患者仍可以长期带瘤生存。正确选择骨改良药物、手术、放疗等治疗方法，可以有效预防骨相关不良事件，提高患者生活质量。

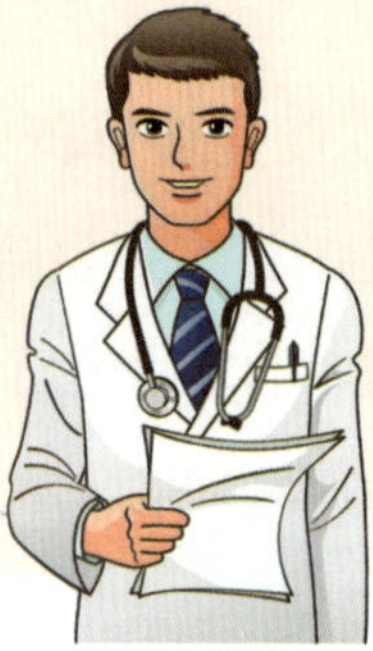

# 六、治疗乳腺癌脑转移的“刀”

乳腺癌进展中 15%～30% 的患者会发生脑转移。脑转移发生与原发乳腺癌的分子分型相关，HER2 阳性及三阴性乳腺癌更容易发生脑转移。随着乳腺癌诊疗水平的进步，乳腺癌患者的生存期明显延长，乳腺癌脑转移的发生率亦随之增加。

脑转移患者临床表现主要为头晕、头痛、恶心、呕吐、走路不稳、偏瘫、视物不清、癫痫等。如果出现以上症状，要及时就诊，并进行脑部 MRI 检查，以便早期发现和及时治疗。

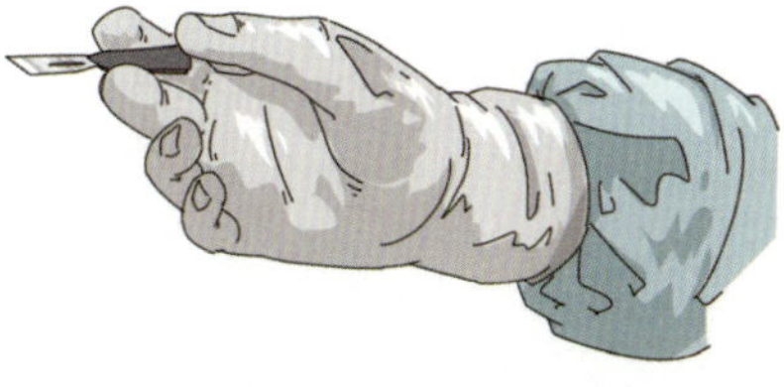

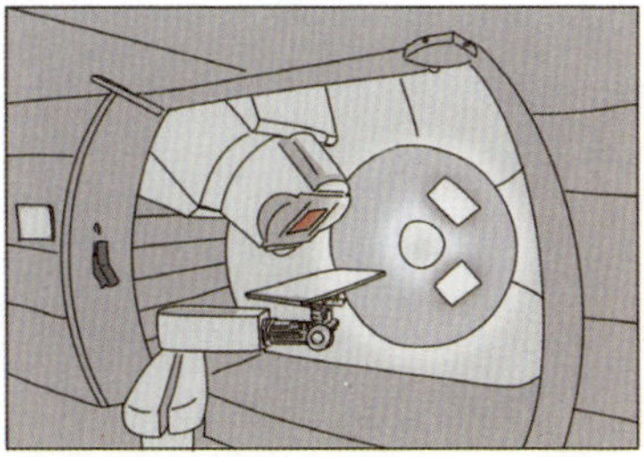

乳腺癌脑转移治疗的两把刀：手术刀和精准放疗

脑转移病情发展迅速，因血脑屏障的存在，药物难以抵达病灶。局部治疗仍是主要治疗手段，局部治疗包括外科手术和放疗，是治疗脑转移瘤的两把“手术刀”。

## ◎ 外科治疗——有形的手术刀

适用于位置表浅或不在重要功能区、容易切除的单发或有限数量的病灶，无脑外转移灶或一般状况好的患者。手术切除脑转移灶可以快速缓解神经系统压迫症状，并且能取得病灶组织以明确病理类型。有研究证明，实体肿瘤脑转移患者接受外科手术治疗，能较好地延长生存期，提高生活质量。

## ◎ 立体定向放疗——无形的手术刀

具有精确度高、微创性、不良反应轻及缓解症状快等特点，广泛应用于乳腺癌脑转移瘤的治疗。适用于单发或数量有限的多发脑转移瘤，尤其是位置深、手术不易到达、位于重要功能区、直径＜3.5cm 的转移瘤。该技术优势在于可以保护患者的认知、记忆能力，获得更好的生活质量。

早期发现并及时应用立体定向放疗小的颅内转移瘤可

预防神经系统症状的发展和减少手术切除比例，并改善患者的生存。

联合应用有形和无形两“手术刀”，在外科切除再进行立体定向放疗，可能为某些患有乳腺癌的孤立脑转移的患者提供生存获益。

## ◎ 全脑放疗

适用于脑膜转移、颅内多发肿瘤、瘤体直径＜3cm、肿瘤位于不适合手术或立体定向放疗以及一般状况尚可的患者。全脑放疗能缓解 75%～85% 患者的神经系统症状，延长患者的生存期。能破坏血脑屏障，有利于药物进入脑肿瘤内发挥治疗作用。但全脑放疗并发症较多，尤其是认知障碍等，对生活质量影响较大。新技术的应用，如保护海马的全脑放疗，可以减少约 30% 的认知障碍发生。

当然，对于晚期乳腺癌，应接受全身治疗。目前，化疗、内分泌治疗及分子靶向治疗等治疗方法也取得了一定进展。

部分化疗药物可通过血脑屏障且在乳腺癌脑转移治疗中疗效较好，如卡培他滨、替莫唑胺、伊立替康等均可有效抑制肿瘤生长，为不适合进一步行放疗的患者提供了一个选择。

HER2阳性乳腺癌脑转移发生率高，靶向HER2的大分子抗体曲妥珠单抗等通过血脑屏障的能力有限。但酪氨酸激酶抑制药（TKI）作为一种小分子制剂，分子量低及亲脂性，穿透血脑屏障能力较强，拉帕替尼、吡咯替尼、图卡替尼等TKI可提高患者生存率，提高局部控制率，并可能降低远处转移。ADC药物T-Dxd，在HER2阳性乳腺癌脑转移的治疗中也获得较好的效果。

### 温馨提示

发生脑转移的乳腺癌患者不仅生存期缩短，绝大多数还有明显的中枢症状，其中包括头痛、呕吐、恶心、偏瘫、视力变化和癫痫发作等，严重损害了患者的日常活动和生活质量。及时合理应用局部治疗，包括放疗和手术治疗，并联合全身系统治疗，可以改善患者生活质量、并延长患者的生存期。

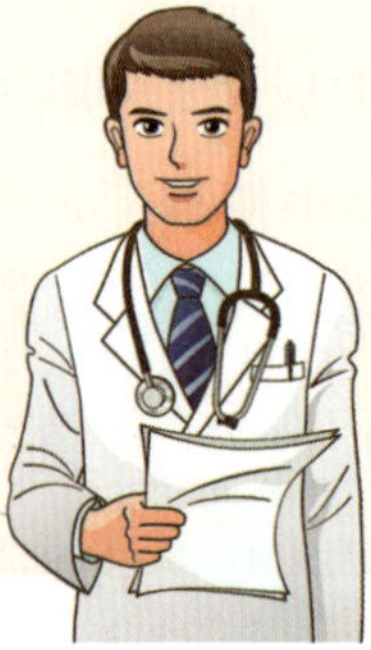

# 参考文献

[1] 中国临床肿瘤学会指南工作委员会. 乳腺癌诊疗指南 2023[M]. 北京: 人民卫生出版社, 2023.

[2] Cardoso F, Paluch-Shimon S, Senkus E, et al. 5th ESO-ESMO international consensus guidelines for advanced breast cancer (ABC 5)[J]. Ann Oncol, 2020, 31(12):1623–1649.

[3] 国家肿瘤质控中心乳腺癌专家委员会, 中国抗癌协会乳腺癌专业委员会, 中国抗癌协会肿瘤药物临床研究专业委员会. 中国晚期乳腺癌规范诊疗指南 (2020 版)[J]. 中华肿瘤杂志, 2020, 42(10):781–797.

# 后　记

曾经接诊到一位患者，体检发现乳房病灶，怀疑是乳腺癌，到我诊室时的第一句话是，医生您看一下是不是弄错了？她说，我日常规律地锻炼身体，饮食也很健康，目前也没有感到不适，怎么可能是患了乳腺癌？经过耐心解释，她总算认识到自己的情况。接下来问的是，还能活多久，能不能尽量帮我切除干净一点？可以不化疗吗？听说很多人是因为化疗死的。

这位患者不是个案，作为一名从事乳腺肿瘤临床诊疗工作的专科医生，常常需要一次又一次地解释以上的问题，还常常碰到有人拿着网络上查询来的零碎、断章取义、甚至错误的有关乳腺癌的各种观点来求证，有时候好像是来找我辩论的。

碰到这样的情形多了，很希望有一本关于乳腺癌权威、系统的科普知识的书籍，能够对读者答疑解惑。为此，我们组织乳腺癌诊疗领域的权威专家，编写了这本《全面说乳腺癌》，对乳腺癌预防、筛查、诊断、治疗、康复五个方面的知识进行了系统全面、科学有据、深入浅出的介绍。

相信读者通过阅读本书，可以对乳腺癌有一个全面、系统的了解。我深信，这将有利于健康女性选择正确的减少乳腺癌发生的生活方式，有利于乳腺癌患者结合自己的情况正确选择诊疗、康复措施，有利于减少乳腺癌对全社会的危害。

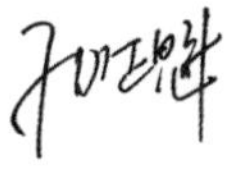

# 相　关　图　书　推　荐

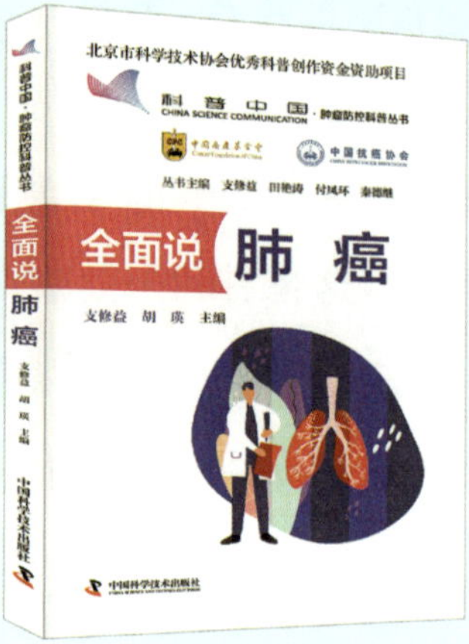


主编　支修益　胡　瑛

定价　48.00 元

本书为“科普中国·肿瘤防控科普丛书”之一，是一部有关肺癌治疗新进展的科普读物，由胸外科、肿瘤内科、放疗科、影像科、病理科、中医科、心理学、康复医学等领域专家联合编写。书中所述涵盖了肺癌的预防、筛查、诊断、治疗、康复五大方面，可帮助读者全面了解肺癌这一发病率及死亡率均位居我国恶性肿瘤第一位的癌症，同时对肺结节相关知识及肺癌治疗中如何选择中西医治疗等令许多人困惑的问题也做了详细介绍。本书内容详细、阐释简明，知识性与趣味性兼备，既可为普通读者提供丰富的肺癌相关科普知识，又可作为社区或基层医务工作者的肺癌诊疗参考资料。

# 相 关 图 书 推 荐

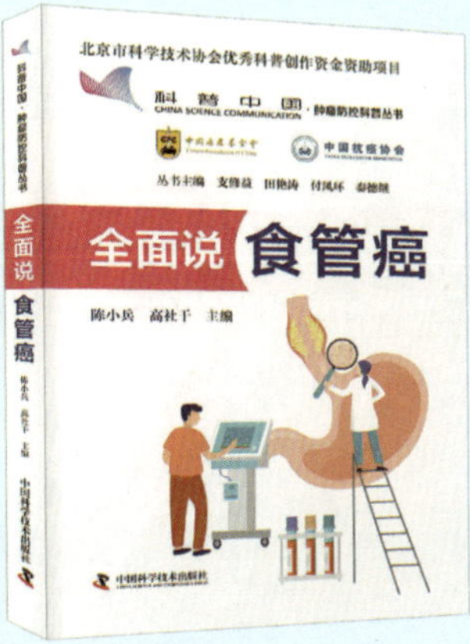


主编 陈小兵 高社干

定价 58.00 元

《全面说食管癌》以提高大众健康素养，克服患者恐癌心理，全面普及食管癌防治知识，实现普通大众从“无知有畏”到“有知无畏”的转变为初心，汇聚了国内多家医院的医生团队，凝聚了各位专家学者多年的心血和智慧。

全书共分为 5 章：第 1 章介绍了食管癌的基本知识，第 2 章介绍了食管癌的早筛手段，第 3 章讲解了食管癌的诊断方法和标准，第 4 章阐述了食管癌的不同治疗手段，第 5 章讲述了食管癌康复的内容。

该书通过生动的案例、精美的插图、简洁易懂的文字，向广大读者传递科学、实用、全面的食管癌知识。

# 相　关　图　书　推　荐

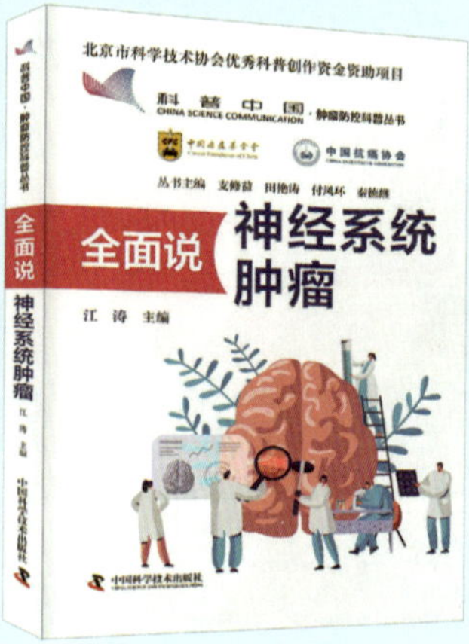

主编　江　涛
定价　48.00 元

近年来，神经系统肿瘤的发病率逐年攀升，给社会和家庭带来沉重的负担。《全面说神经系统肿瘤》聚焦神经肿瘤领域，深入涉及肿瘤的预防、筛查、诊断、治疗、康复五方面内容，图文并茂、通俗易懂，致力科学实用和全面准确。

本书不仅以问答的形式汇编了临床实践中最常见的问题，包括肿瘤基础知识、筛查方法、诊断流程、治疗原则、手术前后护理，以及出院后的关注事项，还梳理了众多患者普遍关注的问题，用通俗的语言解答，旨在揭开神经肿瘤的神秘面纱，为患者和家属提供详尽的信息和有力的支持。

这本书不仅适合患者及其家属阅读，还对神经外科医生和对神经肿瘤领域感兴趣的一般读者都极具价值。

# 相　关　图　书　推　荐

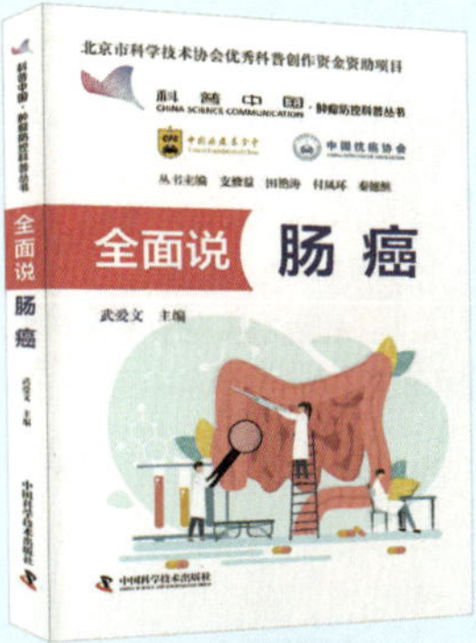


主编　武爱文

定价　48.00 元

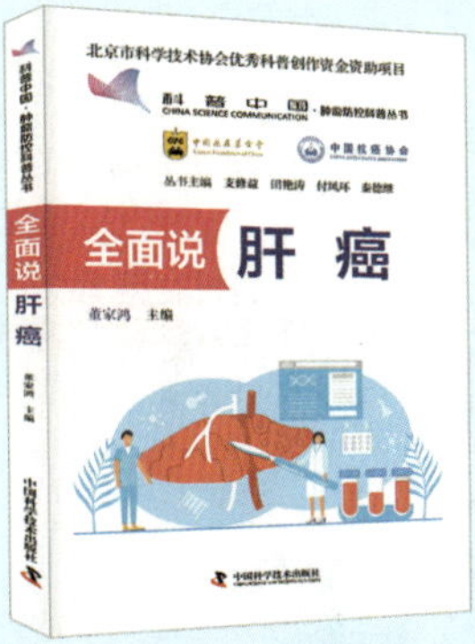


主编　董家鸿

定价　48.00 元

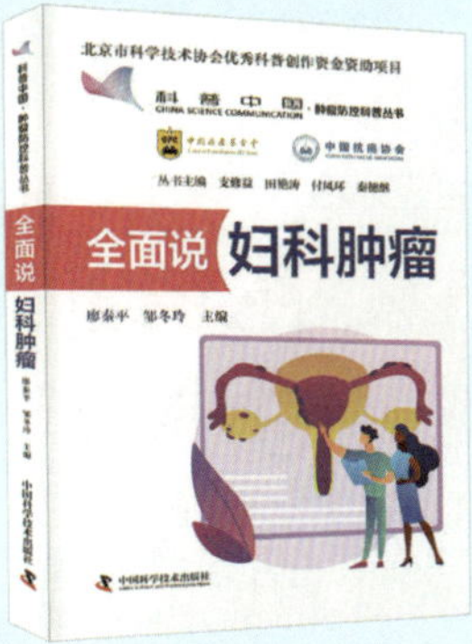


主编　廖秦平　邹冬玲

定价　48.00 元

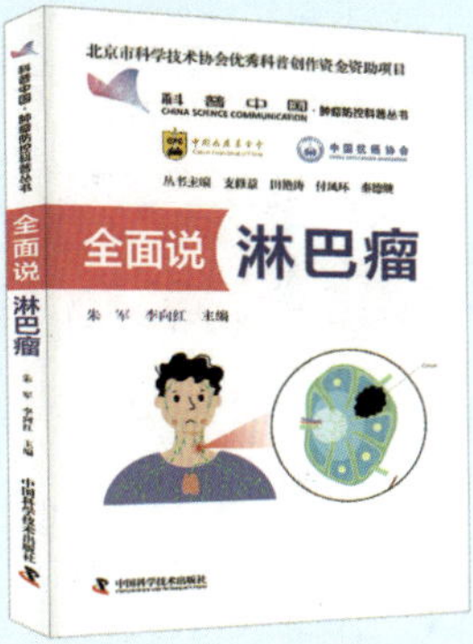


主编　朱　军　李向红

定价　48.00 元

# 相　　关　　图　　书　　推　　荐

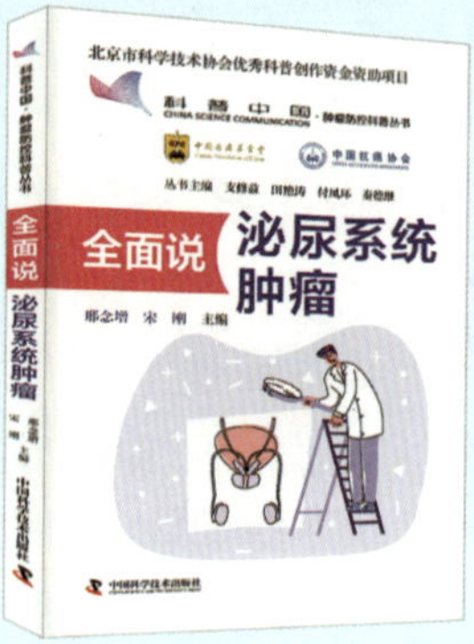


主编　邢念增　宋　刚
定价　48.00 元

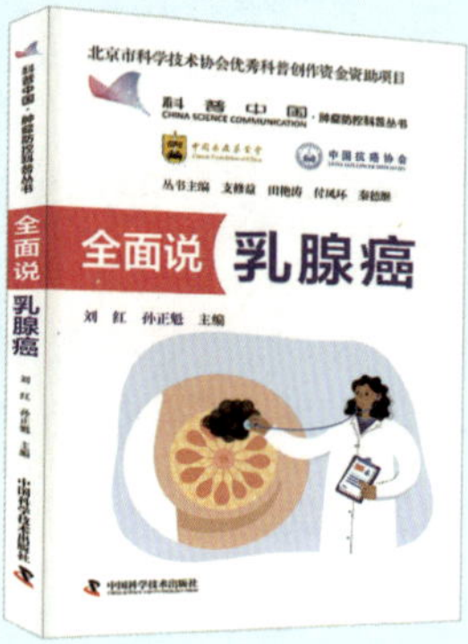


主编　刘　红　孙正魁
定价　48.00 元

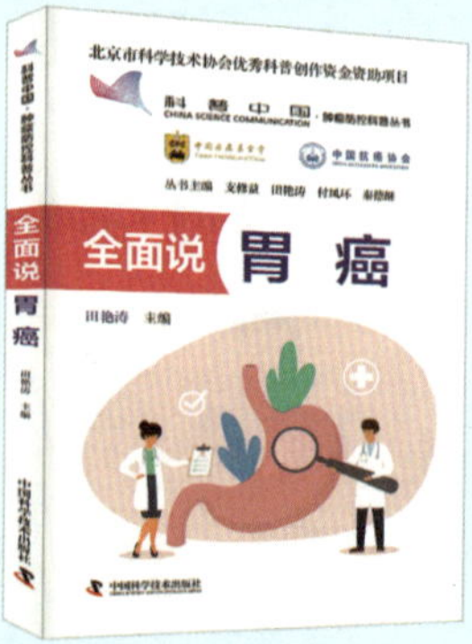


主编　田艳涛
定价　48.00 元

出版社
官方微信二维码